I0104795

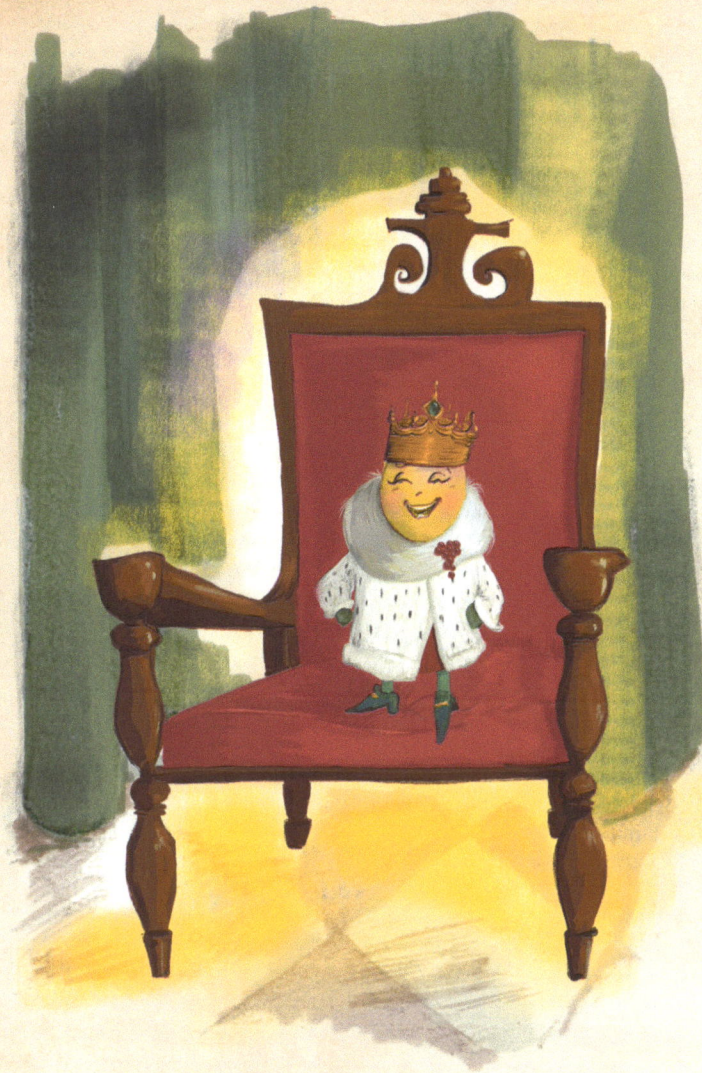

OLIVER Y SUS AMIGOS

LA MARAVILLOSA AVENTURA DE LA UVA

Escrito por Nydia R. Kastre
Ilustrado por Veronica El-Showk

SAINT MICHAEL'S PRESS

Esta serie está dedicada a la salud de todos los niños en el mundo, quienes han sido mi inspiración para motivarme a escribirla. Ellos merecen tener el conocimiento básico de los alimentos para saber escogerlos bien y poder mantenerse sanos.

"Oliver y sus Amiguitos La Fabulosa Adventura de la Uva". Escrito por Nydia R. Kastre. ISBN 978-0-9860675-2-5 (versión español, pasta blanda); ISBN 978-0-9860675-4-9 (versión electrónica); Librería del Congreso Control Numero (LCCN): 2013917562.

Derechos de autor © 2013 Nydia R. Kastre. Todos los Derechos Reservados. Ninguna parte de esta publicación puede ser reproducida, almacenada en un sistema de recuperación automática de información y datos, o transmitida de ninguna forma en cualquier significado de manera electrónica, mecánica, grabada o de cualquier otra presentación sin previa autorización expresa y escrita por parte del autor.

Diseñado e ilustrado por Verónica El-Showk.
Traducido por Carlos Mauricio Guerrero y revisado por María Catalina Guerrero

FruitylandAdventures.com
Producido en los Estados Unidos de América.

Publicado en el 2014 por
St. Michael's Press
6312 Seven Corners Center, No. 173
Falls Church, Virginia 22044
stmichaelspress.com

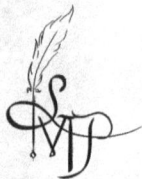

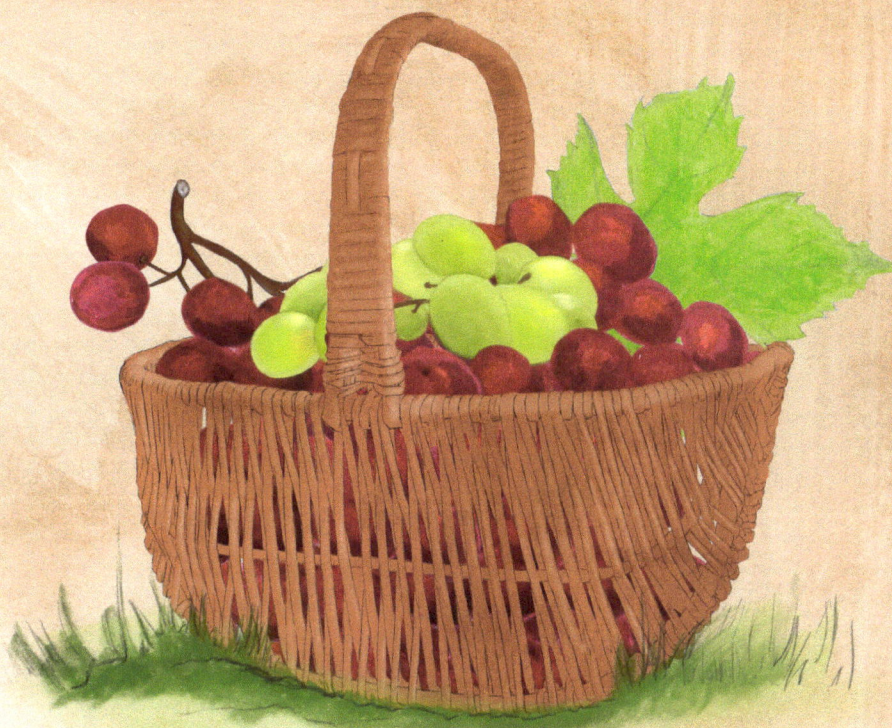

Esta Aventura de Fruityland

pertenece a:

_____

Capítulo 1

Oliver no podía dormir esa noche. Era un verano algo caliente y húmedo. Las cortinas de su habitación parecían estar cerradas, pero la luz de la luna se asomaba secretamente a través de ellas. Oliver las abrió un poco más y contó las estrellas, una, dos, tres, preguntándose cuándo llegaría la mañana.

"Peter, ¿estás despierto?" susurró Oliver. No hubo respuesta. Sigilosamente, como un ninja, se bajó de la cama y se fue de puntitas hasta la de su hermano. ¡Justo en ese momento escuchó los pasos de papá subiendo las escaleras hacia su cuarto! *Bum, bum, bum...*

Oliver no sabía qué hacer, de manera que corrió de vuelta a su cama, se metió debajo de las cobijas, y cerró los ojos pretendiendo estar dormido. Contuvo la respiración, mientras su papá se asomaba al cuarto... Oliver no quería meterse en problemas y echar a perder el paseo de mañana por nada del mundo. Finalmente, lo escuchó alejarse por el pasillo. *¡Uff! ¡Casi me encuentra!* Toda esa semana escuchó a sus padres planear otro paseo a Fruityland. Se acordó del Señor Campos y sus caballos voladores, las deliciosas fresas y lo que había aprendido sobre la vitamina C!

Pero eso no era todo. Su mamá había invitado a dos amigos más—Margarita, quien sorprendentemente había llegado de Colombia y Jackson a pasar la noche en su casa. Oliver sonrió y poco a poco se fue quedando dormido.

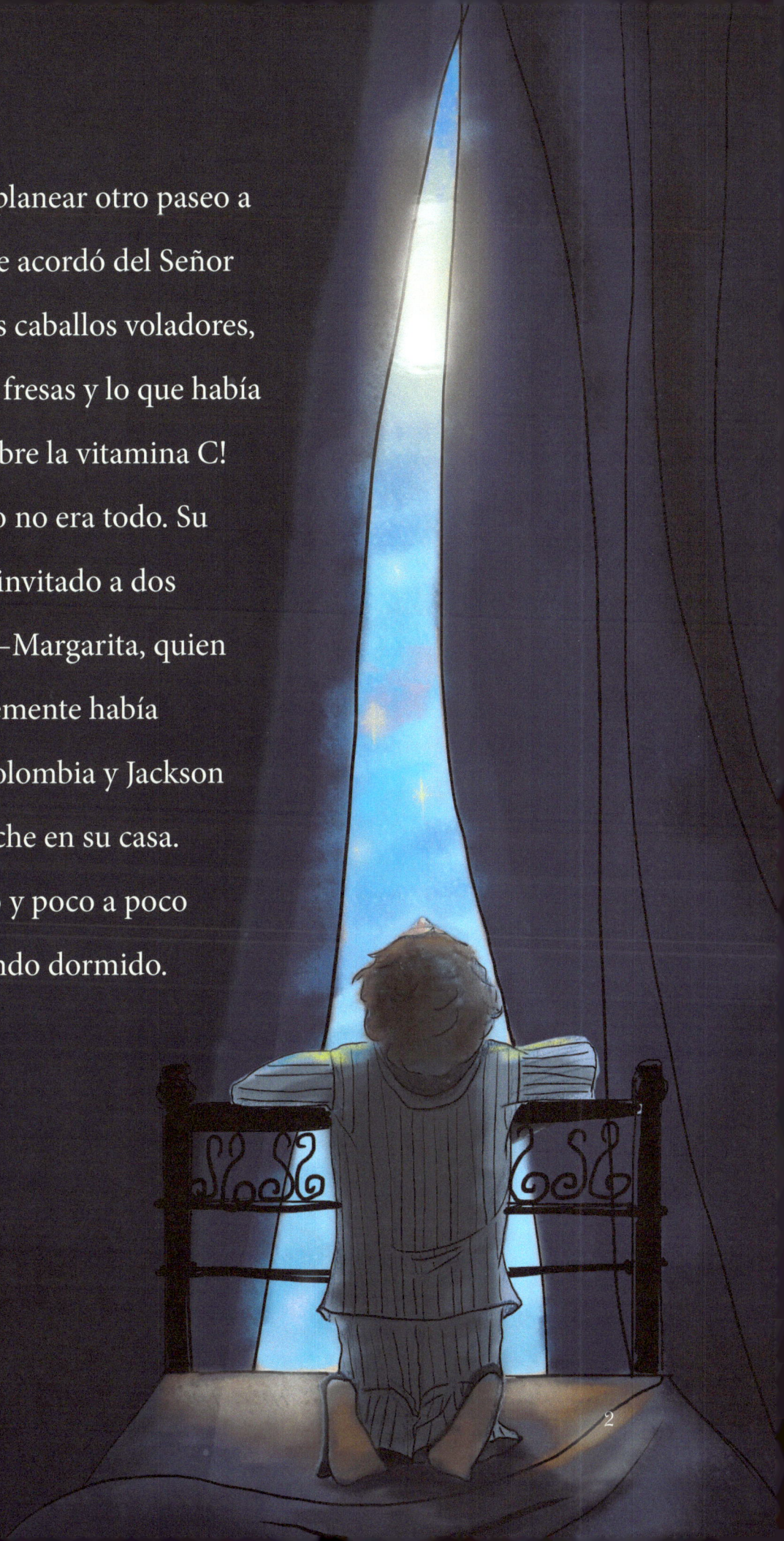

"¡Despierta, Oliver! ¡Despierta!" insistió Alexandra.
"¡Nos tenemos que alistar!"

"¿Ah? ¿Qué hora es?" Oliver se frotó los ojos y miró
hacia la ventana. Esta vez el sol iluminaba su habitación.
Saltó de la cama y corrió a despertar a Peter, pero en lugar
de él encontró a su perrita entre las cobijas, lista para jugar.
"Vamos Condesa, ¡necesitamos alistarnos!" Ella brincó
emocionada corriendo en círculos alrededor de las piernas
del niño. *¿A dónde vamos?* Condesa ladró.

"¡De prisa, todo el mundo! ¡Se está haciendo tarde!"
llamó mamá desde la cocina. Oliver rápidamente cepilló
sus dientes, tomó una ducha y se vistió mientras Condesa
esperaba por él.

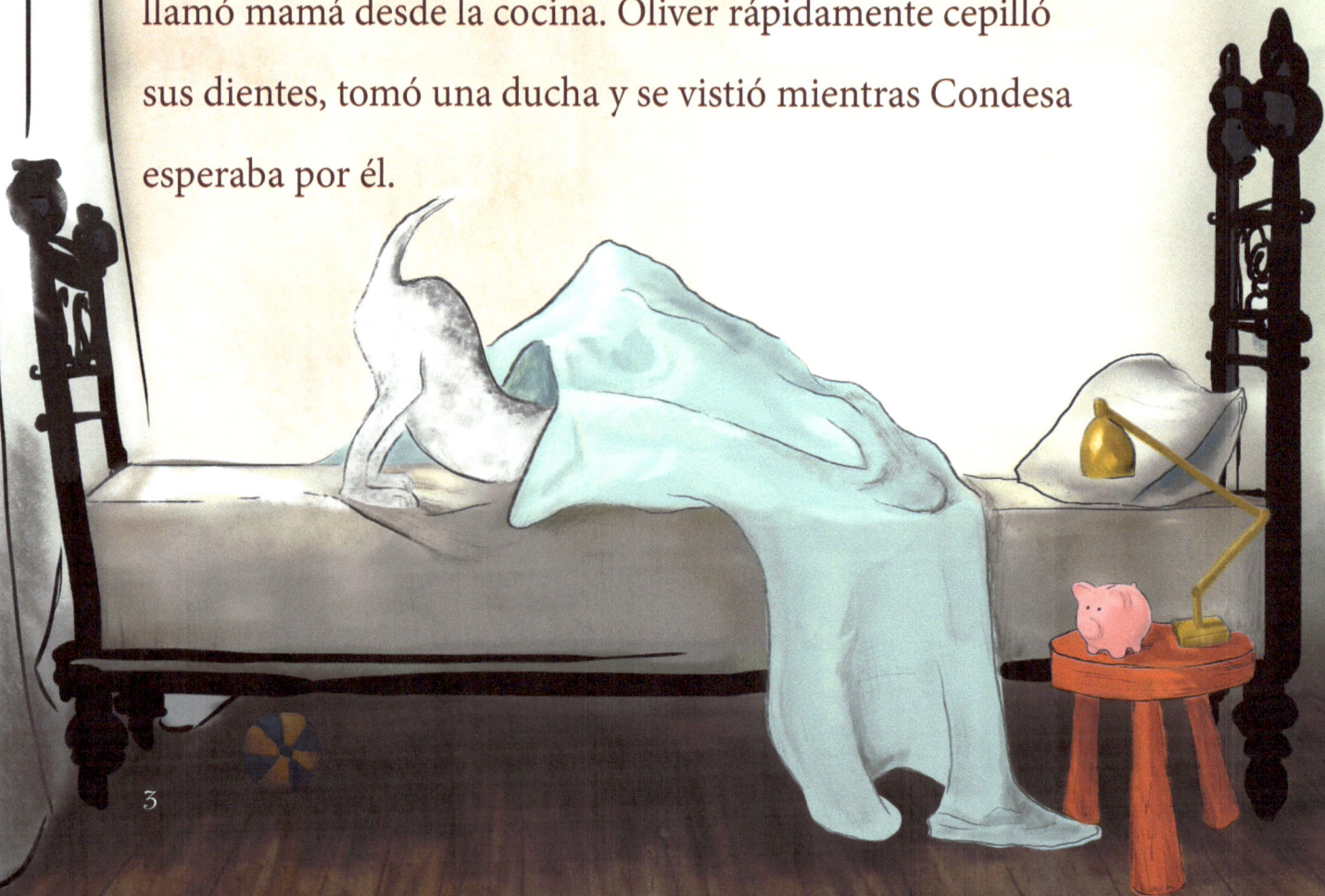

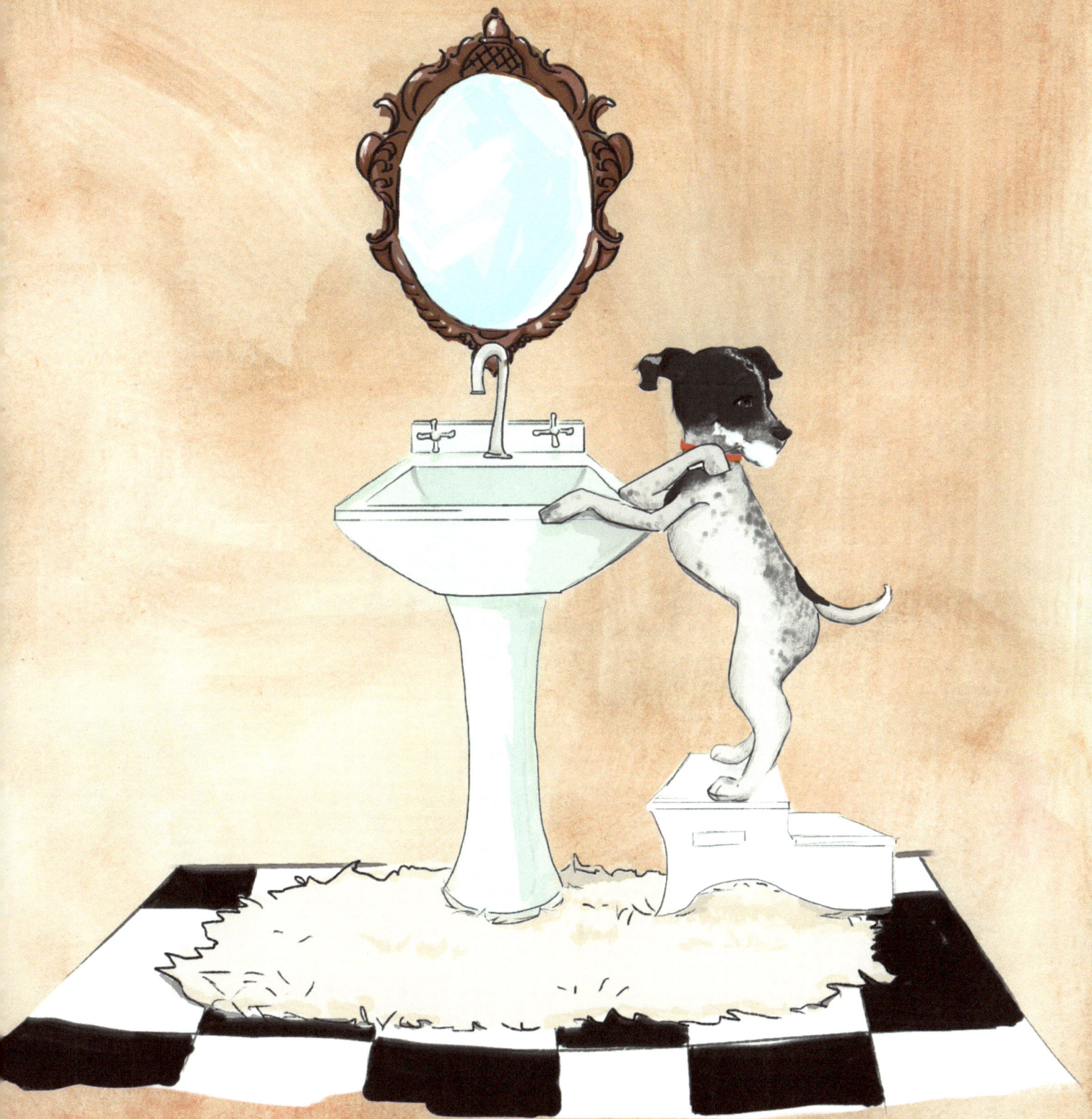

"Mmmm…huele delicioso", dijo Oliver, entrando en la cocina y percibiendo el dulce aroma del pan de trigo recién horneado y el de las frutas del bosque entre ellas: fresas, moras, y arándanos.

"¡Buenos días a todos!"

"¡Buenos días, Oliver!" sus amigos contestaron alegremente, listos a tomar su desayuno. Peter empezó con su fruta preferida; arándanos azules y yogurt de coco. Los otros niños esperaron por sus bebidas que se veían frescas y deliciosas.

"¡Leche de almendras, ¡mi favorita!" dijo Jackson tomando un vaso.

"Y a mí me gustaría un vaso de leche de soya por favor", añadió Alexandra.

"¿A qué sabe?" preguntó Alvaro queriendo probarla.

"Bueno, sabe a leche, pero más cremosa. No viene de las vacas, sino de la planta de soya. ¡Deberías probarla!"

"Chicos, tengo una gran idea", dijo Margarita. "¡También

podemos agregar nuestra fruta preferida a la leche de almendras o a la de soya y disfrutar de un sorbete!"

"¡Buena idea! El mío lo haré con banana… Mmmm… ¡Si! sabe a rico!" dijo Alvaro disfrutando hasta la última gota que había quedado en el vaso.

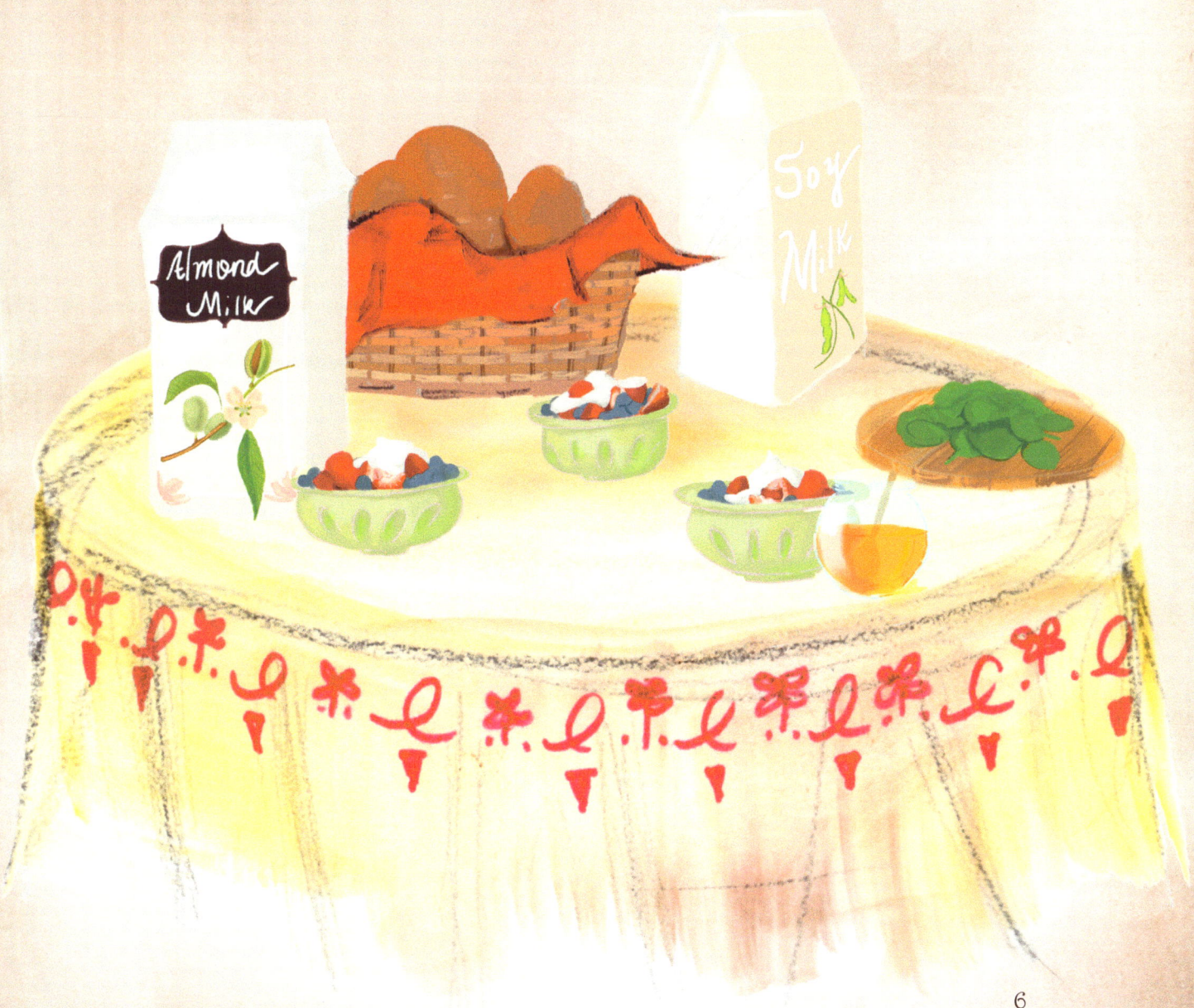

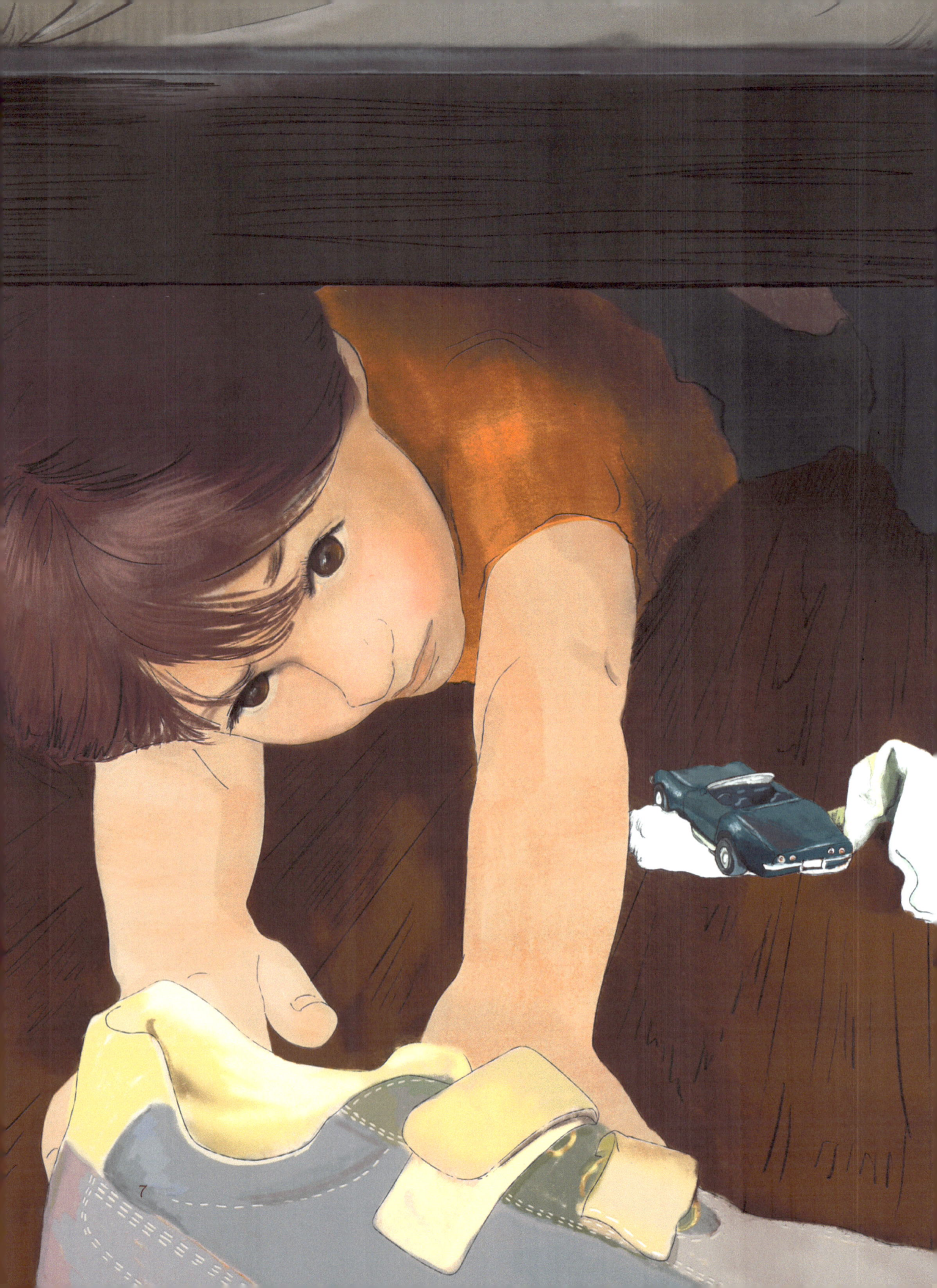

7

La voz y la risa de los niños llenaban la casa de alegría. Aún Condesa no podía quedarse quieta. Batía su colita de un lado a otro presintiendo que algo iba a suceder. Los chicos estaban ayudando a mamá en la cocina. El tiempo corría y Peter no podía encontrar el otro zapato. Buscó por todas partes.

"¡Condesa! a ti te gusta jugar con mis zapatos. ¿Dónde está el otro? ¡Necesito encontrarlo!"

Condesa batió su cola y fue al cuarto de Peter. *¡Guau! ¡Guau! ¡Aquí!* ella ladró.

Dudoso, Peter la siguió y por segunda vez miró debajo de su cama. "¡Ah ha! Creo que ése es mi zapato, pero está en toda la esquina. El espacio es tan pequeño, pero si voy lo suficientemente despacio creo que lo puedo alcanzar", se dijo a sí mismo. Peter empezó a deslizarse poco a poco. "¡Ya casi lo tengo!" se dijo... "Oh no, estoy atascado. ¡Alguien ayúdeme!" Gritó Peter. No hubo respuesta.

Capítulo 2

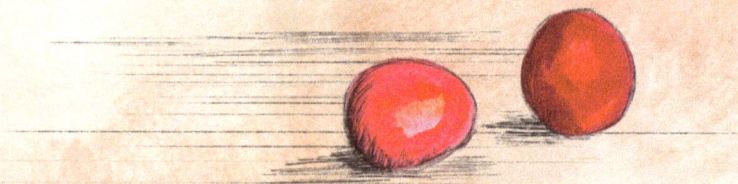

Afuera, papá había terminado de cargar la camioneta roja. "¡Asegúrense de no dejar nada!" Condesa siguió a papá tratando de decirle algo, guau, guau, dijo señalando, pero papá estaba de afán. "Vamos Condesa, tu vienes con nosotros también". Mientras tanto, mamá se aseguraba de poner cerrojo en la casa. "Hora de irnos. ¿Todos listos?"

"¡Sí señor!"

Papá encendió el motor y con un *run, run* partieron hacia Fruityland. Habían recorrido unas cuantas calles cuando Oliver preguntó, "¿Mamá, dónde está Peter?"

Todos se miraron unos a otros, ¡Peter no estaba!

"¡Ya sé!" dijo Alexandra. "Él estaba buscando su zapato la última vez que lo vi".

"¡Oh no!" respondieron todos y sin perder tiempo regresaron a casa. Encontraron a Peter mirando por la ventana de la sala. Su nariz y sus ojos estaban rojos de tanto llorar, pero tan pronto los vio su carita se iluminó de alegría.

"¿Dónde has estado todo este tiempo, Peter?" preguntó su papá.

"Estaba buscando mi zapato debajo de la cama y quedé atrapado".

"Pensamos que estabas con nosotros. Lo sentimos muchísimo y no volverá a suceder", replicó su mamá. Todos se acercaron a darle un gran abrazo.

"Puedes jugar con todos mis juguetes", prometió Oliver.

Peter sonrió ya más tranquilo.

Después de lo sucedido, emprendieron el viaje de nuevo. Casas, y luego el campo con sus montañas y el cielo azul, que destellaba a través de las ventanas. Un gesto de alegría se dibujó en la cara de los niños mientras miraban a papá manejar por un camino angosto y empinado.

¿A dónde me están llevando? pensó Condesa. Miró por la ventana y luego a los niños con ojos sorprendidos y sus orejitas paradas. Oliver y sus amigos no pudieron contener la risa. *¡No se rían de mí niños, esto es bastante serio!*

Papá continuó por el camino curvilíneo hasta que por fin llegaron al punto de destino. "Bueno, creo que hemos llegado", dijo papá buscando un lugar donde parquear.

"Mira mamá", dijo Oliver, "¡estamos rodeados de cervatillos!" Pronto todos estaban buscando pasto y flores para darles de comer. Pero no solamente había venados en este valle especial. Oliver y sus amigos podían sentir y escuchar algo más a lo lejos. Luego, el sonido se hizo más fuerte. El suelo retumbó y los árboles se balanceaban de un lado a otro. Asustados, trataron de averiguar de dónde venía el sonido sin saber qué hacer. Cuando inesperadamente, Oliver exclamó, "Miren chicos, ¡miren quien viene! Es el gigante… ¡y está corriendo!"

"¡Uy!" gritaron los niños sorprendidos y felices de verlo. También percatándose de su gracioso sombrero de pluma. "Perdonen por la demora, pero estaba haciendo mis ejercicios". Los niños sonrieron, pero la verdad era que el señor Campos lucía muy bien. En cuanto a Jackson

y Margarita, ellos sabían
del gigante, pero no estaban
completamente preparados para verlo,
de manera que su primer impulso fue salir
corriendo.

"¡Esperen!" gritó Oliver mientras corría
para alcanzar a sus amigos y traerlos de
nuevo. "Vamos chicos, no se asusten. El es
el granjero y guardián de Fruityland, y les
aseguro que es un gigante bueno".

13

Oliver pidió excusas por sus amigos. El gigante les sonrió cortésmente.

"Lo extrañamos mucho Señor Campos", dijo Catherine.

"¿Nos puede llevar a otra aventura?" Alvaro preguntó tímidamente.

"Yo también los extrañé. Y sí, ¡he preparado una gran aventura para todos!" Deteniéndose preguntó: "Ellos deben ser sus padres, ¿verdad?"

"Sí, señor", dijo Peter, "y nuestros amigos Margarita y Jackson".

"Gusto en conocerlos a todos", dijo el gigante amablemente.

"Gusto en conocerlo también, Señor Campos", contestaron todos.

"Pero díganme, ¿cuál es el nombre de su adorable mascota?"

"Su nombre es Condesa", dijo Alexandra contenta. "¡Ella

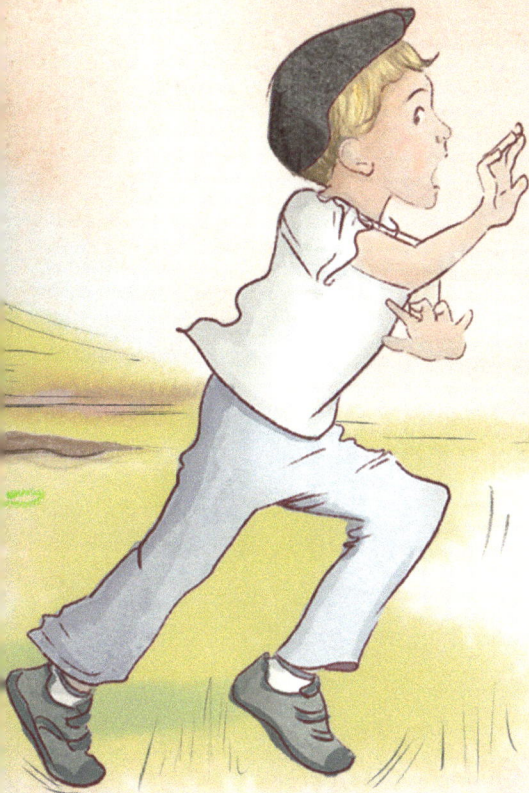

también es muy dulce y lista!"

Condesa sabía que Alexandra estaba diciendo cosas bonitas acerca de ella. Orgullosa, ladró agradecida, *guau, guau.*

"¡Maravilloso! Les cuento que tenemos muchos planes para hoy así que por favor síganme. En realidad, si lo prefieren, sería más fácil llevarlos a todos en mis manos para ahorrar tiempo".

Esto es lo que los chicos esperaban escuchar. Jackson y Margarita se miraron el uno al otro vacilantes, pero viendo que todos estaban pasándola bien decidieron subirse también.

"¡Oooooh!" celebraba el grupo mientras que eran levantados y movidos de un lado a otro en la mano del gigante. *Oh no, ¡Me caigo! ¡Socorro!* ladró Condesa.

"¡Señor Campos!" gritó Oliver. "¡Condesa se va a caer!"

"Oops, lo siento" dijo Mr. Campos acomodándola mejor".

¡No me gusta ser levantada tan alto! ¿A dónde me está llevando? se preguntó Condesa escondiendo su carita en las manos del gigante, haciéndolo reír.

Momentos más tarde el Señor Campos colocó sus manos cuidadosamente sobre el pasto y esperó a que todos se bajaran. Condesa por

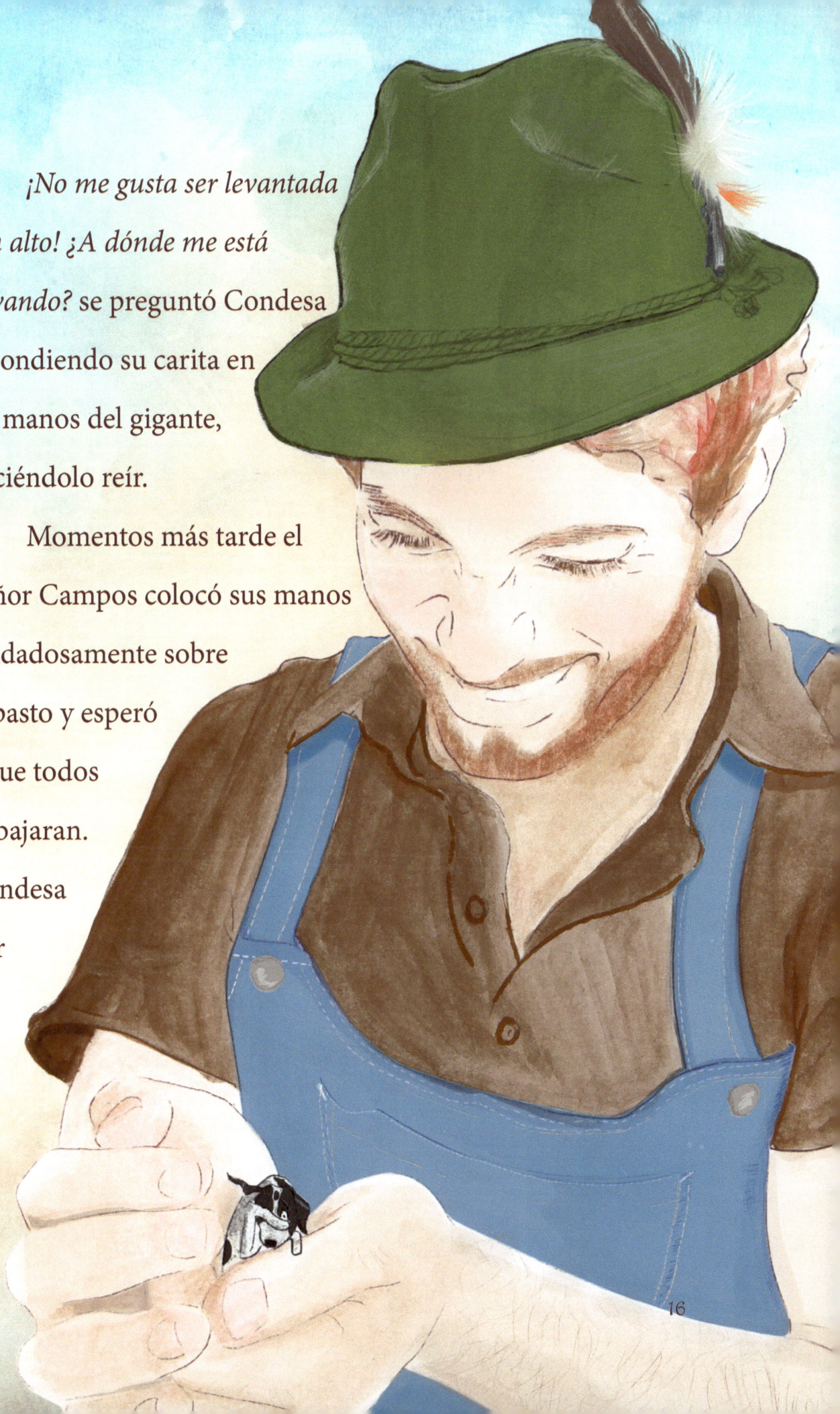

supuesto, fue la primera en soltarse.

"Escuchen todos", dijo el gigante señalando, "¡ese puente que atraviesa el rio se ha formado con las raíces del propio árbol de caucho hace muchos años! ¿No es esto maravilloso?"

"¿Vamos a cruzarlo?" preguntó Alexandra pretendiendo estar calmada, pero sus piernas no dejaban de temblar.

El guardián de Fruityland continuó, "No se preocupen. Se ve viejo pero es fuerte, aún para un gigante como yo. Es la única forma de llegar al otro lado y estoy seguro que podemos hacerlo". El gigante invitó a papá a cruzar primero, seguido por los niños y mamá.

"Yo cargaré a Condesa", dijo el gigante. *¡Noooo! ¿Qué tal si esta vez me deja caer?* pensó Condesa cubriéndose los ojos con sus patitas lo mejor que pudo.

Indecisos los niños, empezaron a caminar sobre las raíces gigantescas que se extendían alto a lo largo del río tratando de no mirar abajo la espuma, palos y hojas que fluían precipitadamente a través de sus aguas.

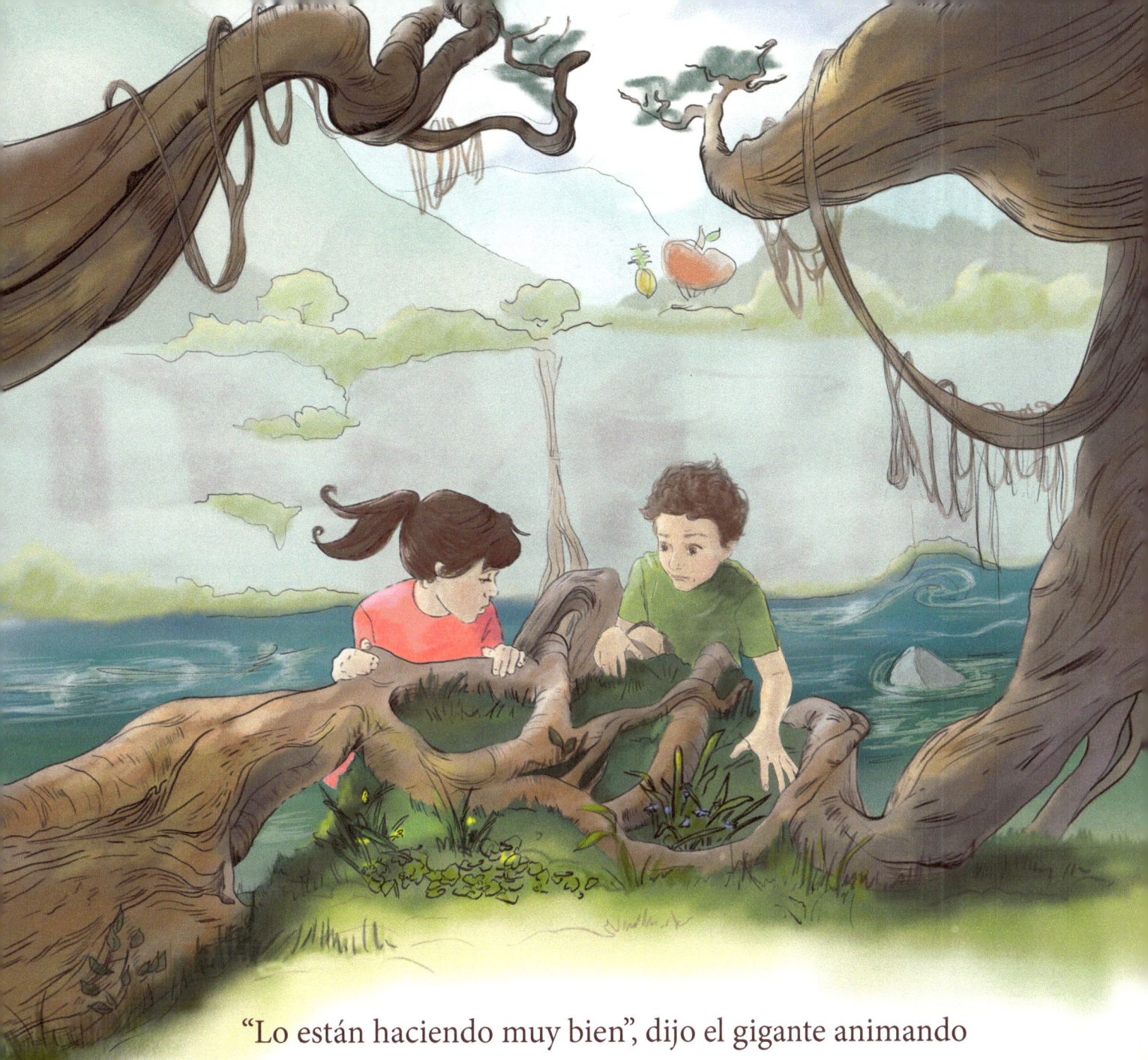

"Lo están haciendo muy bien", dijo el gigante animando

al grupo.

Pero justo en ese momento, Oliver perdió el equilibrio.

Con todas sus fuerzas, se sujetó con ambas manos mientras

buscaba urgentemente una raíz más segura donde apoyar su pie. Asustados, se detuvieron sin saber lo que iba a pasar cuando escucharon a Oliver gritar a los cuatro vientos: "¡Estoy bien!"

"¡Uff!" respiraron todos con alivio.

"Ya casi llegamos", el Señor Campos les aseguró.

Al terminar de pasar el puente, Oliver y sus amigos alzaron los brazos triunfantes. "¡Lo logramos, lo logramos!"

El gigante orgulloso felicitó a los niños y especialmente a Oliver por su fortaleza y valentía. "Ahora continuemos, tengo una gran sorpresa para todos".

En el camino, Alexandra detuvo a sus amigos señalando a la distancia. "¡Miren! Miren! sobre la colina."

Todos corrieron a investigar lo que el gigante tenía reservado para ellos.

Capítulo 3

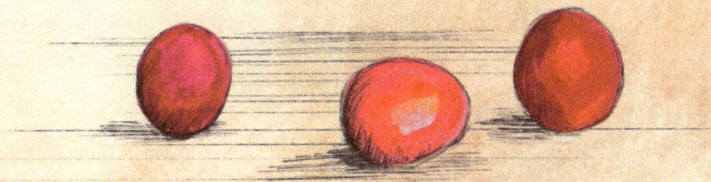

Ante ellos, se hallaban cinco globos majestuosos en forma de frutas y verduras. Tonos de color rojo, naranja, amarillo y verde vivo iluminaban el campo entero.

"¡Ah! podemos volar en ellos?" preguntó Jackson.

"¡Por supuesto! están listos para ustedes" dijo el gigante complacido. "¡Pero antes por favor pongan atención. En cada globo hay dos canastas; una verde y una roja. En la verde encontrarán algunos alimentos como peras y manzanas. Deliciosas zanahorias, almendras, pistachos, y por supuesto, agua fresca! Pero", dijo el guardián de Fruityland advirtiendo, "¡la canasta roja no se debe abrir a menos que sea absolutamente necesario!"

"¡Sí señor!" exclamaron todos, ansiosos por empezar el vuelo.

"¡Ya me imagino lo que están pensando! Quieren saber a dónde los estoy llevando, ¿verdad?"

"Sí, ¿a dónde vamos?" Oliver preguntó.

"A uno de los países más hermosos del mundo…¡Italia!"

"¿Italia?" repitieron los niños encantados.

Margarita observó los globos y preguntó, "¿son globos mágicos?"

"Sí, lo son. Igual que todo en ¡Fruityland! ¡Pueden volar lento o muy rápido! El secreto está en que el piloto debe enfocarse en la dirección que quiera dirigirse y de ninguna forma puede perder su concentración!" Con las cejas arqueadas y levantando su mano derecha con un gesto de precaución continuó, "asegúrense de seguirme y de estar pendientes de mis señales. No quiero perder a ninguno de ustedes en el espacio. ¡Vamos a tener una competencia de velocidad a ver quién llega primero a Italia! ¡Ahora, capitanes, escojan sus globos y acompañantes!"

El grupo rápidamente se dispersó y corrió hacia los globos.

"Peter, ¡corre al globo de la uva antes de que alguien más lo tome!" dijo Alvaro.

"¡Oliver!" le dijo Jackson, "¡subámonos en el de la piña. Es mi fruta favorita!"

"¡La mía también!" exclamó Oliver.

"¡Alexandra, Catherine el de la Fresa es hermoso! ¡Tomemos ese!" sugirió Margarita. Y las tres niñas corrieron hacia él.

Condesa no sabía a quién seguir, pero a última hora decidió ir con las niñas. *Soy una niña al fin y al cabo*", pensó.

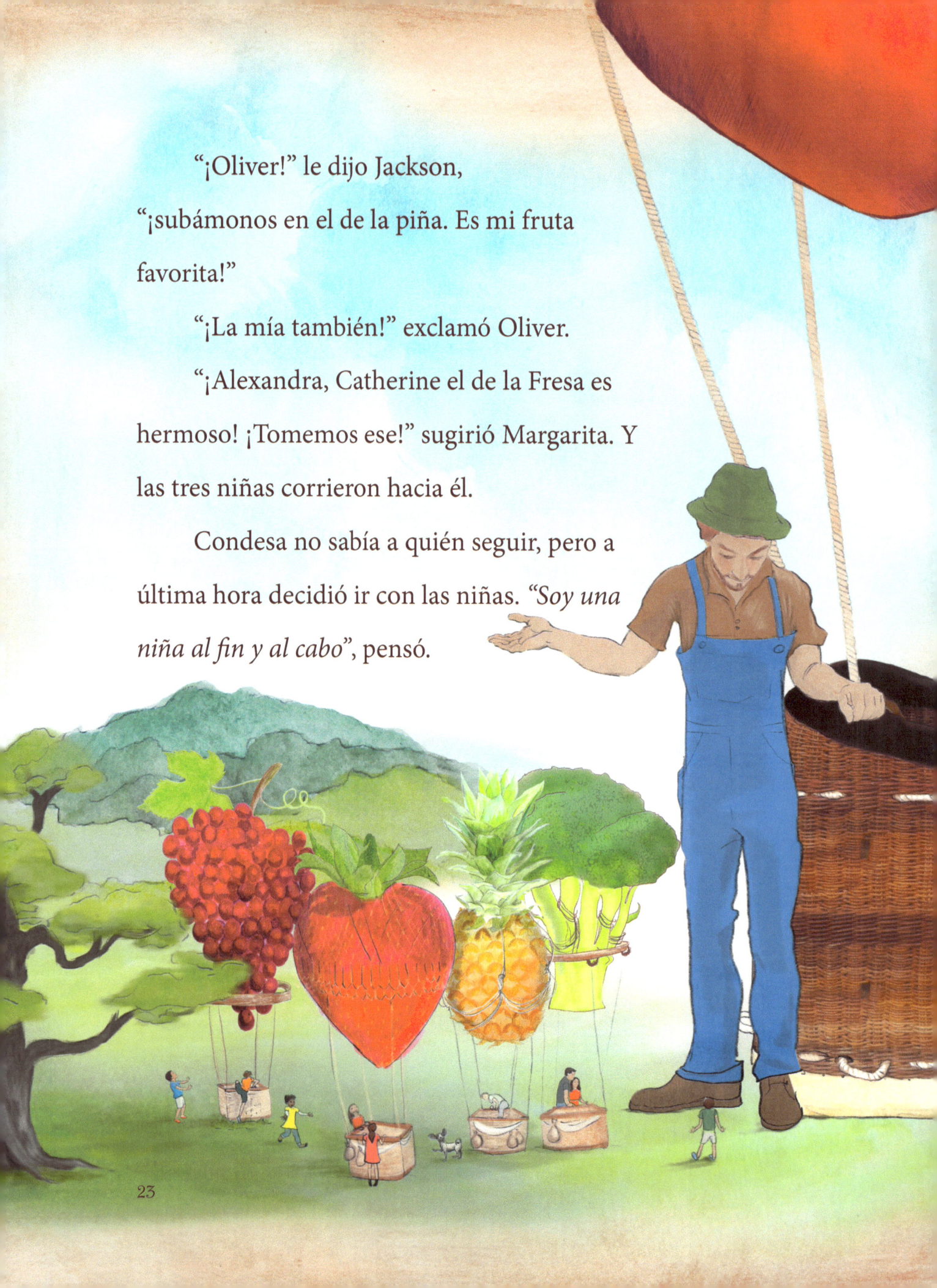

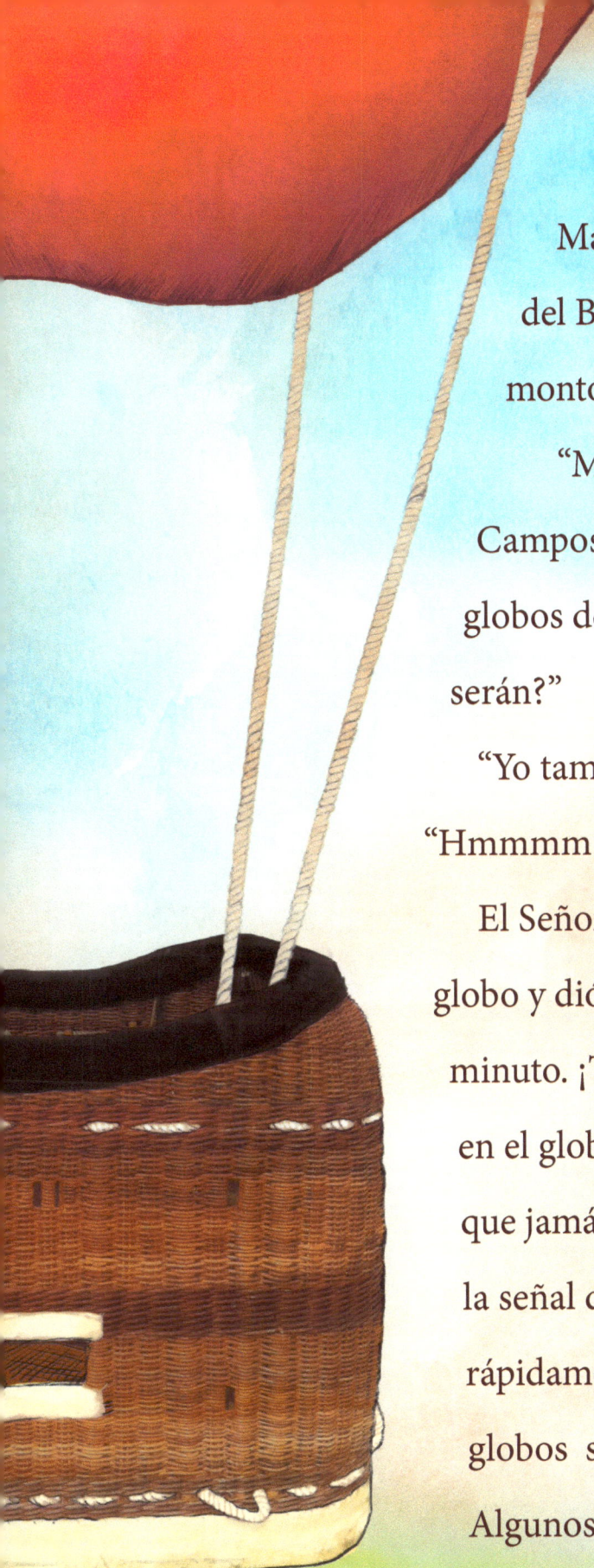

Mamá y papá se decidieron por el del Brócoli. Cada uno de los pilotos se montó cuidadosamente en su canasta.

"Mira Oliver", dijo Jackson, "el Señor Campos no dijo nada acerca de estos globos de agua. Me pregunto para que serán?"

"Yo también", contestó Oliver animado, "Hmmmm…nos vamos a divertir."

El Señor Campos inspeccionó cada globo y dió algunas instrucciones de último minuto. ¡Todos observaron al gigante subirse en el globo de la Manzana más voluminoso que jamás habían visto! Ansiosos esperaron la señal de despegue. Cada piloto busco rápidamente de donde sujetarse. Los globos se fueron elevando lentamente. Algunos de los chicos cerraban los ojos sin

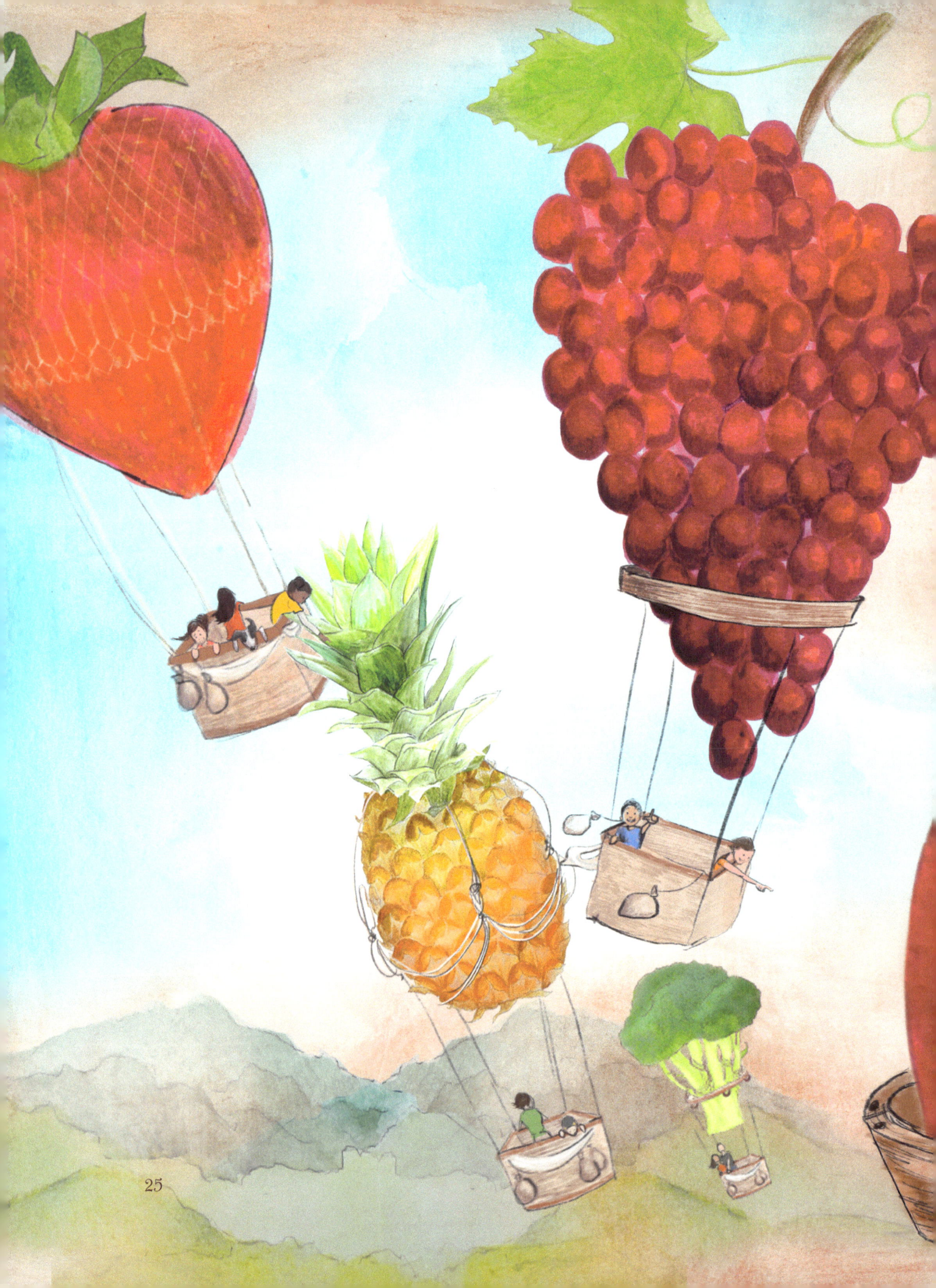

tener certeza de lo que iban a sentir. No hubo sacudida alguna. Era tranquilo y maravilloso. Los pilotos se observaban unos a otros mientras sus fastuosos globos se dirigían sobre el viejo puente, grandes montanas y ciudades.

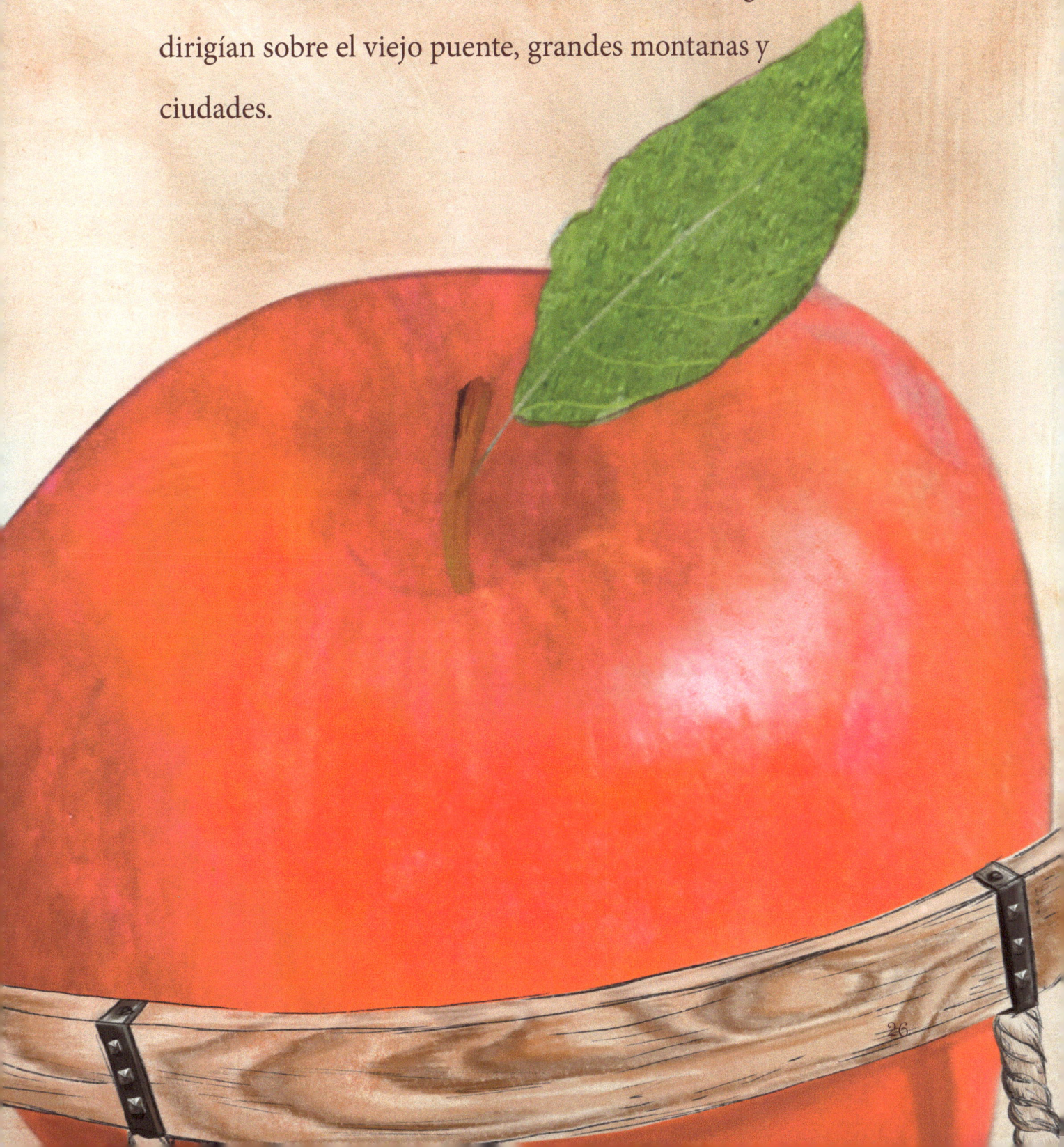

"Mira", dijo Jackson, "el Señor Campos nos está dando la señal de partida. Ahora sí podemos volar súper rápido. ¡Vamos Oliver! ¡Más rápido! ¡Oh no! Espera, nos estamos elevando demasiado" gritó Jackson alarmado.

"¡No lo puedo controlar!"

"¡Concéntrate Oliver! ¡Para de reír! ¡Vamos como un cohete en el espacio!".

"Estoy tratando pero no lo puedo evitar", respondió Oliver riendo a carcajadas. En realidad, Jackson no podía parar de reír tampoco.

En el globo de la Uva, tampoco las cosas iban muy bien.

"Peter, ¡cuidado! ¡Vamos a chocar contra el agua!" gritó Alvaro mientras el globo se movía de arriba hacia abajo frenéticamente.

En las calles de la ciudad, la gente se detenía al ver los globos locos rebotando por todo el cielo.

Mamá y papá también estaban en problemas, porque en lugar de prestar atención a su propio vuelo, se concentraron en los niños y en ese momento perdieron el control. El globo empezó a girar rápidamente ¡lanzándolos de un lado a otro como dos pelotas en una secadora! Después de un momento de gritos, confusión y risa, ahora sí la competencia había comenzado de verdad. Los pilotos se enfocaron nuevamente en su rumbo, volando lo más rápido que podían cortando a través del viento—*swooshhh, swooshhh* mientras se pasaban el uno al otro dejando los sonidos de risas atrás.

Desde la distancia una nube oscura y espesa se desvanecía, revelando un globo misterioso que se movía cada vez más rápido hacia el globo de la Piña.

"Mira, mira, ¡ese globo extraño!" gritó Jackson, sintiendo escalofríos por todo su cuerpo. "Nos está siguiendo".

Rápidamente, Oliver echó un vistazo sobre su hombro. *¿Qué hago? pensó. Tal vez si me quito del camino…no, mejor, ¡iré más rápido!* "¡Jackson trata de ver quién lo está volando!" exclamó Oliver.

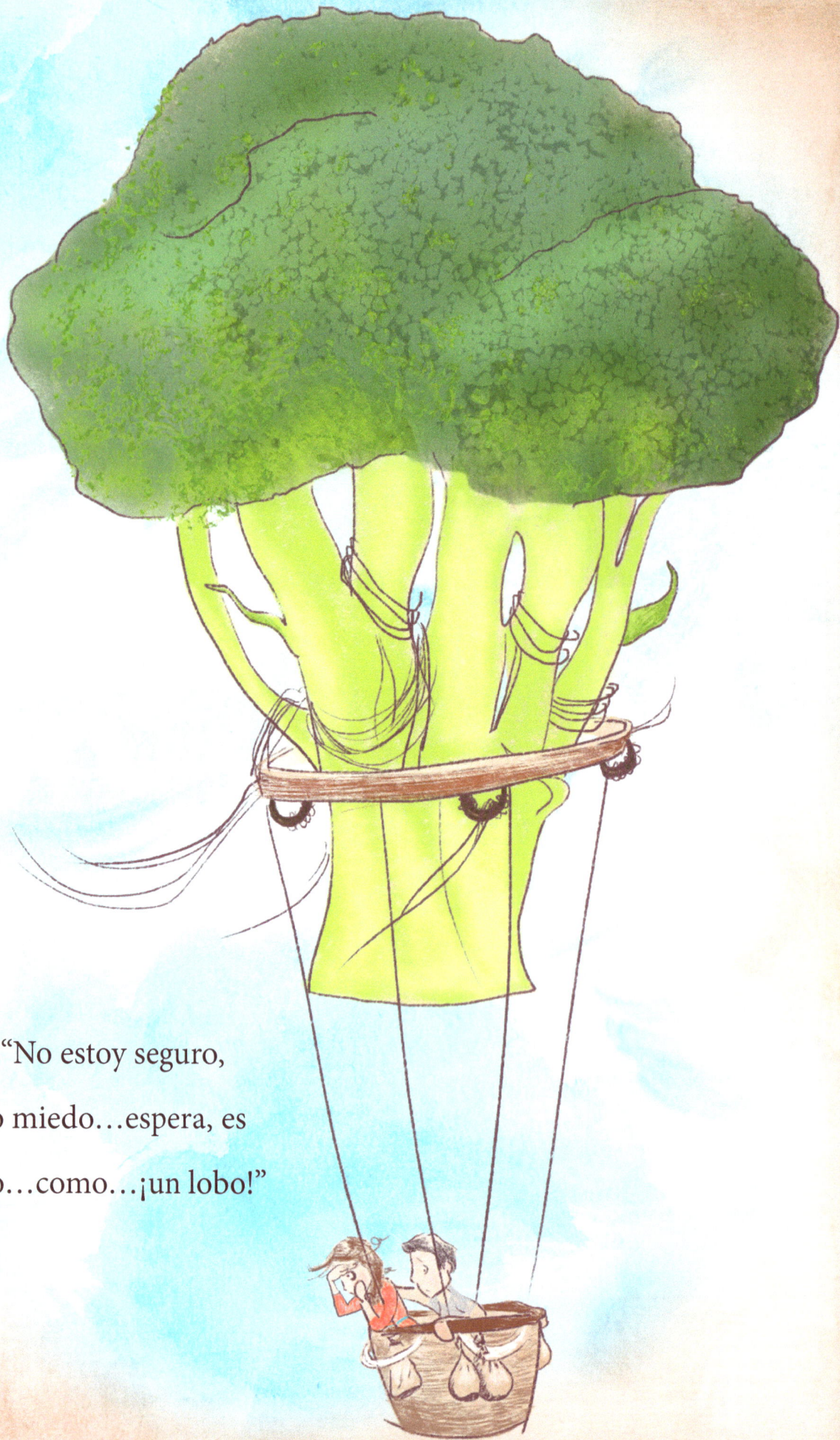

"No estoy seguro,
tengo miedo…espera, es
como…como…¡un lobo!"

Capítulo 4

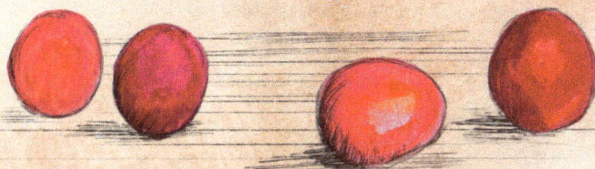

Oliver preguntó confundido "¿Como un qué? ¿Un lobo?"

"Sí, y hay un gallardete atado a la canasta con letras grandes. Oliver, ¿puedes leer lo que dice?"

Oliver observó de nuevo tratando de ver bien las letras. "Umm… dice ¡FRU-GI-VORO!"

"¡Rápido! ¡Nos alcanza!" grito Jackson.

"¡Oh no! ¡Yo conozco ese nombre!" Oliver exclamó mientras se limpiaba las gotas de sudor que corrían por su cara mientras trataba de volar más rápido. "El Señor Campos ya lo había mencionado antes. Dijo que Frugívoro es un lobo italiano muy inteligente y astuto. Su nombre se pronuncia Fru-yi-voro. También es conocido por robarse los alimentos deliciosos y saludables como frutas y verduras que el Señor Campos siembra en Fruityland".

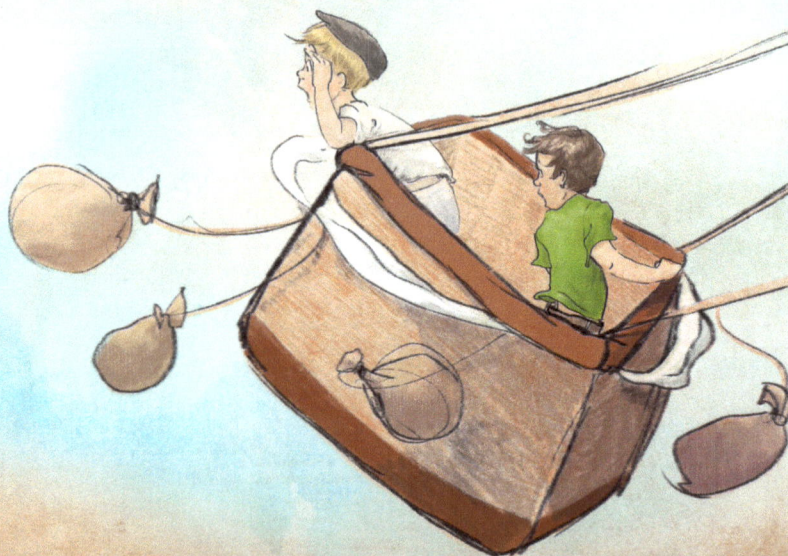

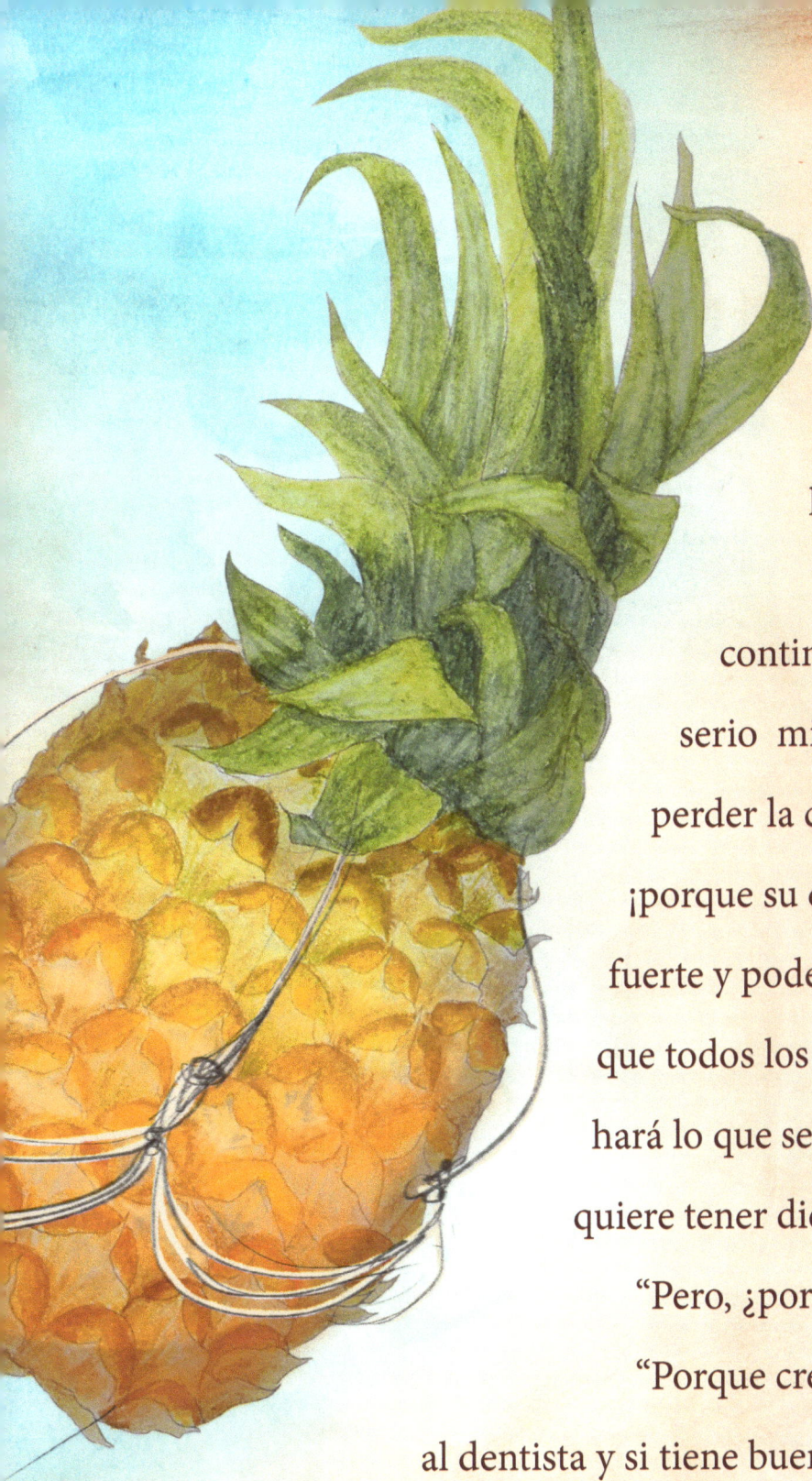

"¿Pero por qué a
ese lobo le gustan las
frutas y verduras?"
preguntó Jackson.
"Porque…"
continuó Oliver bastante
serio mientras trataba de no
perder la concentración "…
¡porque su deseo es volverse más
fuerte y poderoso! ¡Más saludable
que todos los niños en el mundo! ¡El
hará lo que sea! Inclusive también
quiere tener dientes más fuertes".
"Pero, ¿por qué?" insistió Jackson.
"Porque creo que no le gusta ir
al dentista y si tiene buenos dientes va a poder
masticar su comida mejor, ¿verdad? Eso es lo que creo. El
Señor Campos también dijo que el lobo quiere tener huesos

muy fuertes para correr más rápido y buenos ojos para poder ver mejor los alimentos en la oscuridad cuando los está robando…" Oliver añadió gravemente, "Es bastante astuto e ingenioso".

"¿Qué significa ingenioso?" pregunto Jackson.

"Significa inteligente, listo,…mmm… intelectual?… algo así. Por ejemplo, él no come comida chatarra, ni dulces, ni galletas, ni pan blanco, ni bebe sodas. ¡Oh no! ¡El no quiere estar enfermo, el quiere tener energía y poder saltar más que nosotros. ¡Lobo astuto! ¿fíjate si Frugívoro esta solo" preguntó Oliver evitando mirar hacia atrás.

"¡No, no está solo!, veo unas águilas con gafas y están volando con él", replicó Jackson aterrado, tratando de investigar más sobre el globo extraño.

"Deben ser sus ayudantes, y por supuesto, no quieren ser reconocidas. ¡No confío en ellas!"

"¡Y mira!" gritó Jackson con los ojos bien abiertos, "llevan cantidades de alimentos en su canasta como el repollo rojo, zanahorias, piñas, coliflores y algunas calabazas creo".

"¿Qué más llevan?" preguntó Oliver impaciente.

"También están llevando racimos de espinaca, brócoli, pimentones rojos y cajas de cartón con leche de almendras, ¡mis favoritos!"

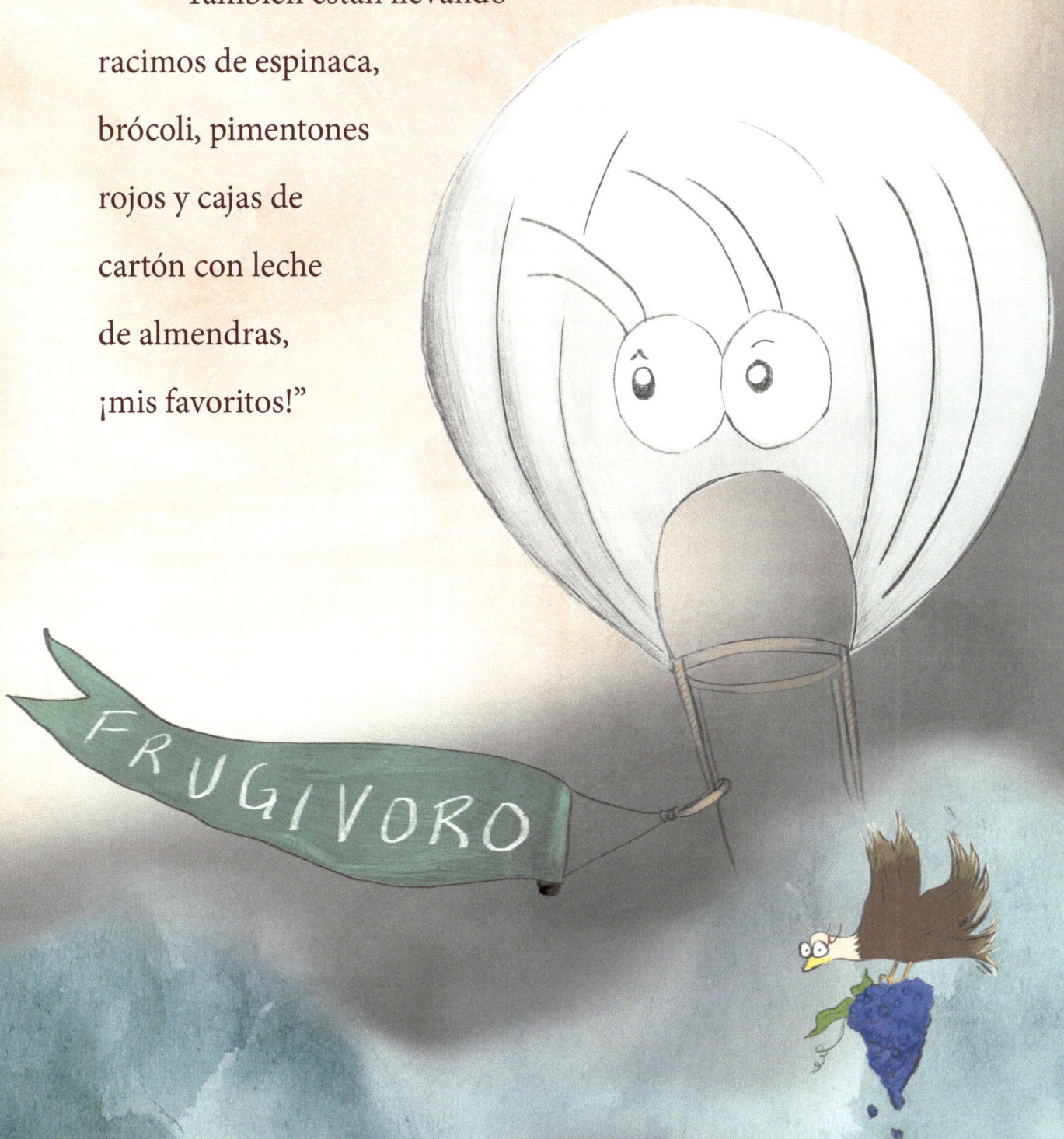

FRUGIVORO

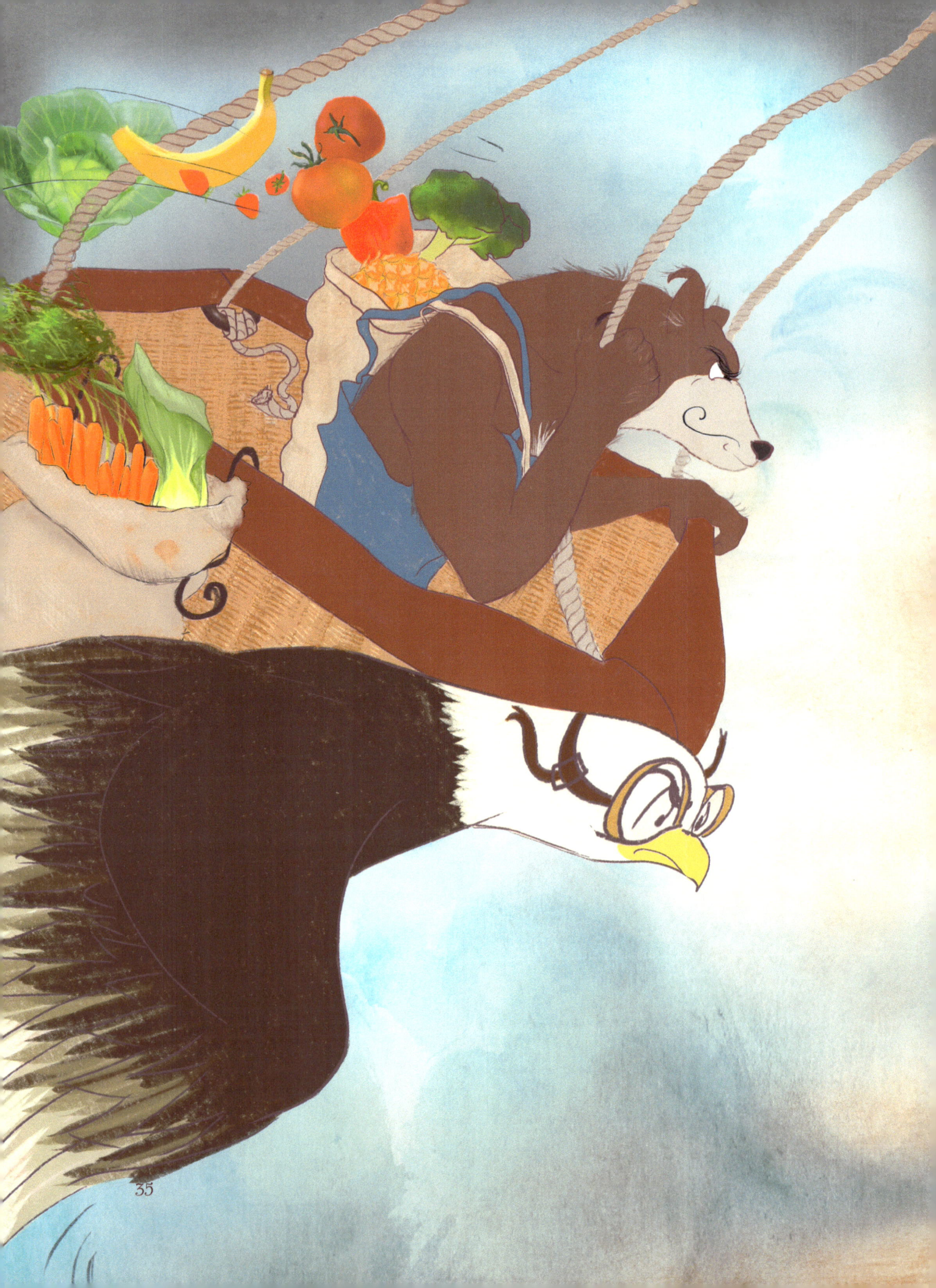

"¡Te apuesto a que robaron todos esos alimentos deliciosos de Fruityland!" exclamó Oliver. "Tuvo que ser porque esas hortalizas, frutas y leche de almendras tienen muchas vitaminas para hacerlo más fuerte y capaz de correr más rápido… lobo inteligente! Ahora vienen a robarse nuestra comida también, ¡pero voy a hacer algo!"

Antes de poder idear un plan Oliver, Frugívoro cambió de rumbo, avanzando más rápido, esta vez hacia el globo de la Uva. Aterrados, los demás pilotos buscaban la forma de defender a sus amigos.

"Alvaro!" gritó Peter, "¡pégale al lobo con algo ahora! ¡Está viniendo hacia acá!"

"¡Abre la canasta roja! Rápido!"

"Pero el Señor Campos dijo solo si…"

"Lo sé pero ¡¡es absolutamente necesario!!"

"De acuerdo, de acuerdo…veo algunas bananas y tomates podridos, oh y ¡los globos de agua!"

"Deprisa, lánzales algo, ¡lo que sea!"

Alvaro tomó apresuradamente tantos como pudo sostener en sus brazos y con todo el impulso empezó a lanzar bananas, tomates, uno tras otro, justo sobre la cara de Frugívoro. ¡Mientras que el lobo trataba de limpiarse las pestañas y su gran bigotazo, los tomates podridos y globos de agua venían rápido y más rápido de todos los globos... ¡SPLAT! ¡SPLAT! También se estrellaban en las gafas de las águilas. Dejándolas totalmente ciegas. Sin perder un minuto, el globo de la Uva cambió su curso acelerando el vuelo y finalmente se desvaneció a través de una nube grande y espesa, dejando a Frugívoro y sus cómplices lejos y desorientados. Al otro lado de la nube, Alvaro y Peter encontraron los otros globos con sus amigos esperándolos.

Celebrando y riendo pudieron por fin respirar profundo y enfocarse en la belleza que presentaba el paisaje.

"¡Yupiii! Creo que estamos en Italia porque miren, el Señor Campos está dando la señal de bajar la velocidad", dijo Alexandra llena de gozo.

"¡Ganamos! ¡Ganamos!" festejaron las niñas.

"¡Miren abajo!" gritó Margarita, encantada por los palacios, villas rodeadas de olivos y jardines majestuosos.

En el globo de la Piña, Oliver y Jackson estaban temblando todavía a causa de la pelea con Frugívoro.

"¡Uff! ¡Derrotamos al lobo!" dijo Oliver, y mirándose el uno al otro empezaron a reír al recordar la cara de Frugívoro y la de sus secuaces cubiertos de tomates estrellados y bananas pegajosas. También contentos de estar ya en Italia.

"Peter, ¡mira esos botes! Qué bueno sería subirnos en uno de ellos", comentó Alvaro.

"¡Jackson mira ese castillo! Quisiera ir a conocerlo!" dijo Oliver.

Los niños emocionados de estar ya en Italia, siguieron de cerca al globo de la Manzana, descendiendo lentamente. El gigante esperó a que todos se bajaran y fue a ayudar a sus amiguitos.

"Niños estamos en ¡Toscana, Italia!" El gigante sonrió

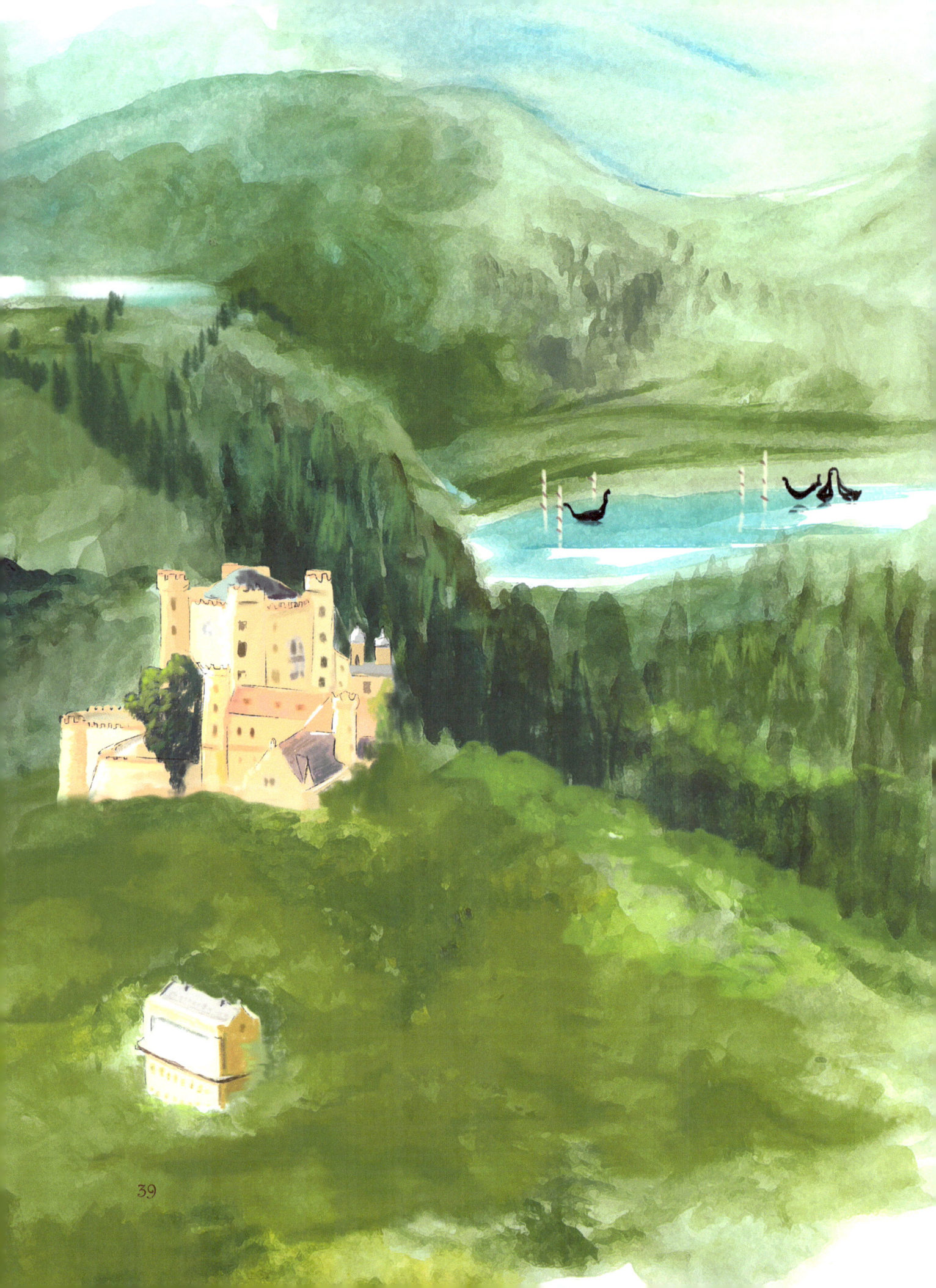

complacido. "Quiero invitarlos a mi casa, ¡por favor síganme!"

"¡Jackson, este es el castillo del que te estaba hablando¡ ¡Esto es fantástico!"

"¿Hay fantasmas en el castillo Señor Campos?" preguntó Catherine.

"Algunas veces, pero no durante el día".

El Señor Campos les dio a los niños un tour completo por el castillo, incluyendo uno de sus cuartos favoritos. El salón de baile. Oliver y sus amigos, continuaron caminando cerca el uno al otro observando cada cosa en él y buscando minuciosamente por alguna señal misteriosa, cuando de repente el eco de sus voces y risas fue interrumpido por un sonido de notas musicales.

"¿Escucharon eso?" murmuró Alvaro sorprendido.

"Sí, lo escuché también", contesto Catherine asustada.

Condesa ladró parando sus orejitas con asombro.

"Creo que vino de ese piano negro que está en esa

esquina", susurró Peter.

Con cierto temor, echaron un vistazo al piano para ver quién lo estaba tocando, pero todo lo que pudieron ver, fueron las teclas blancas del piano moviéndose *leeeeentamente* por sí solas.

El grupo apresuradamente salió del cuarto misterioso y siguieron al gigante a una de las torres. Grandes esculturas decoraban sus corredores y plantas trepadoras de tonos azul y naranja bordeaban los muros de piedra.

"Por favor, vengan conmigo", dijo el gigante. "Vamos a celebrar todo lo que hoy han logrado". El Señor Campos los encamino hacia un bello jardín. Bajo la sombra de unos naranjos, una mesa larga y rustica esperaba a los invitados. El Señor Campos la había adornado con violetas de su jardín. En una esquina cuatro capas de seda engalanaban la mesa, representando los tonos de Fruityland: rojo, amarillo, azul y verde. Cada una llevaba inscrito en hilos de oro las palabras: Héroe de Fruityland. En el centro de la mesa, una caja de cristal azul resplandecía con el sol del medio día. La mesa se veía exquisita. El Señor Campos invitó al grupo a sentarse. Todos incluyendo Condesa estaban ansiosos por saber lo que el Señor Campos tenía en mente.

"Margarita, Catherine, y Alexandra", empezó, a decir el gigante: "¡el globo de la Fresa ha ganado la competencia!.

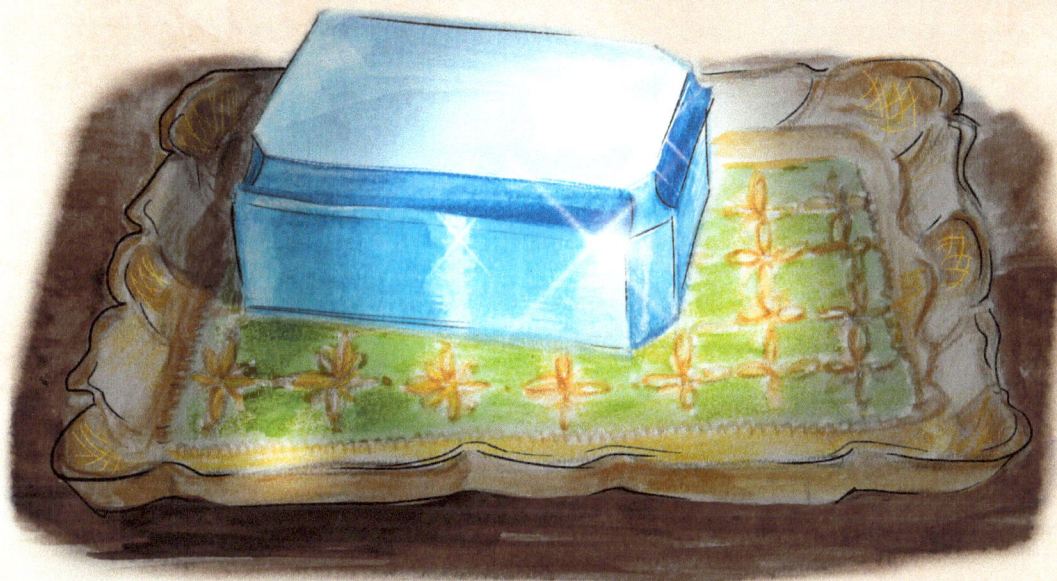

Ustedes también han defendido a sus amigos del lobo y de sus cómplices. ¡Felicitaciones!" El Señor Campos hizo una venia y les presentó la caja de cristal. "Este es su regalo". Añadió el gigante. Las niñas se miraron unas a otras fascinadas. Y con cuidado, abrieron la bella caja. Adentro, sobre el terciopelo azul, había tres anillos de oro, cada uno de ellos con una piedra preciosa diferente; esmeralda, zafiro y rubí. Con la ayuda de mamá, cada una tomó el anillo preferido con la medida perfecta para sus delicados deditos.

"¡Gracias Señor Campos!", exclamaron las niñas brincando de alegría.

Después se dirigió a los niños. "Oliver, Jackson, Alvaro y Peter, les quiero dar las gracias. Todos ustedes fueron valientes y fuertes al derrotar a Frugívoro! Siguieron mis indicaciones y supieron cuando abrir la caja roja! Como premio, quiero que lleven estas capas como símbolo de su valentía". Con la ayuda de papá, los niños, recibieron orgullosos sus capas sintiéndose como verdaderos héroes.

Asimismo, el señor Campos dijo: "El lobo continuará tratando de robar los alimentos nutritivos de Fruityland, pero sé que todos ustedes me ayudarán a protegerla. Recuerden que todos los alimentos que cultivo son para los niños del mundo y así ayudarlos a ser fuertes y saludables".

"Gracias, Señor Campos" respondieron los niños.

"En cuanto a Condesa, tengo una medalla de honor por su valentía". Oliver rápidamente se ofreció a ayudar. Condesa inclinó la cabeza para recibir su premio. *¡Guau, guau!* Contesto orgullosa.

Capítulo 5

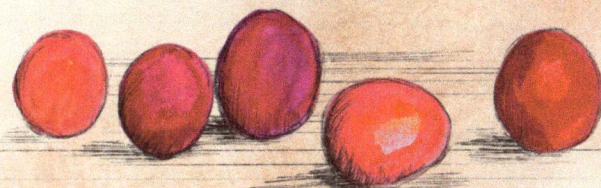

El gigante frotó su estomago fornido y con una sonrisa sugirió: "Creo que es hora de comer. ¿Están todos de acuerdo?"

"Sí señor, y si está bien, nos gustaría comer aquí, para ver las barcas en el lago", sugirió Oliver.

"Por supuesto. Este es mi lugar favorito cuando estoy en Italia".

En poco tiempo todo estaba listo. La comida se veía deliciosa. Empezando con el primer plato; ensalada verde mixta.

"Mmmm yummy, me fascina ésta ensalada con lechuga fresca, pepino cohombro, tomate y zanahoria rayada. El aderezo esta delicioso cómo lo preparó?" preguntó Alvaro.

"Mezclando una cucharadita de aceite puro de oliva, unas cuantas gotas de jugo de limón, y una pizca de sal, ajo y albahaca".

"También sabe muy rico el espagueti con calabacín, salsa de tomate y albahaca", añadió Margarita.

"Me alegro que les guste", manifestó el gigante.

"¿Vamos a comer postre?" preguntó Peter.

"¡Por supuesto! He preparado torta de arándano".

"Mmmm arándanos… ¡mi fruta favorita!"

"¿Puedo tomar más jugo?" preguntó Alvaro. "Está delicioso".

"Lo hice con una de las frutas más nutritivas de mi jardín. La veremos después del almuerzo".

Todos le agradecieron al Señor Campos y tal como lo había prometido llevó a los niños a conocer la reina de las frutas.

"¡Señor Campos!" aclamaban los niños mientras corrían por los viñedos. "¡Su jardín tiene todas las variedades de uvas!"

"Veo uvas verdes, negras, carmesí, rosadas y amarillas". dijo Margarita. "¿Es de ahí de donde viene el dulce aroma?"

El Señor Campos estaba encantado de verlos felices, "Sí Margarita, el aroma que percibimos es producido por la

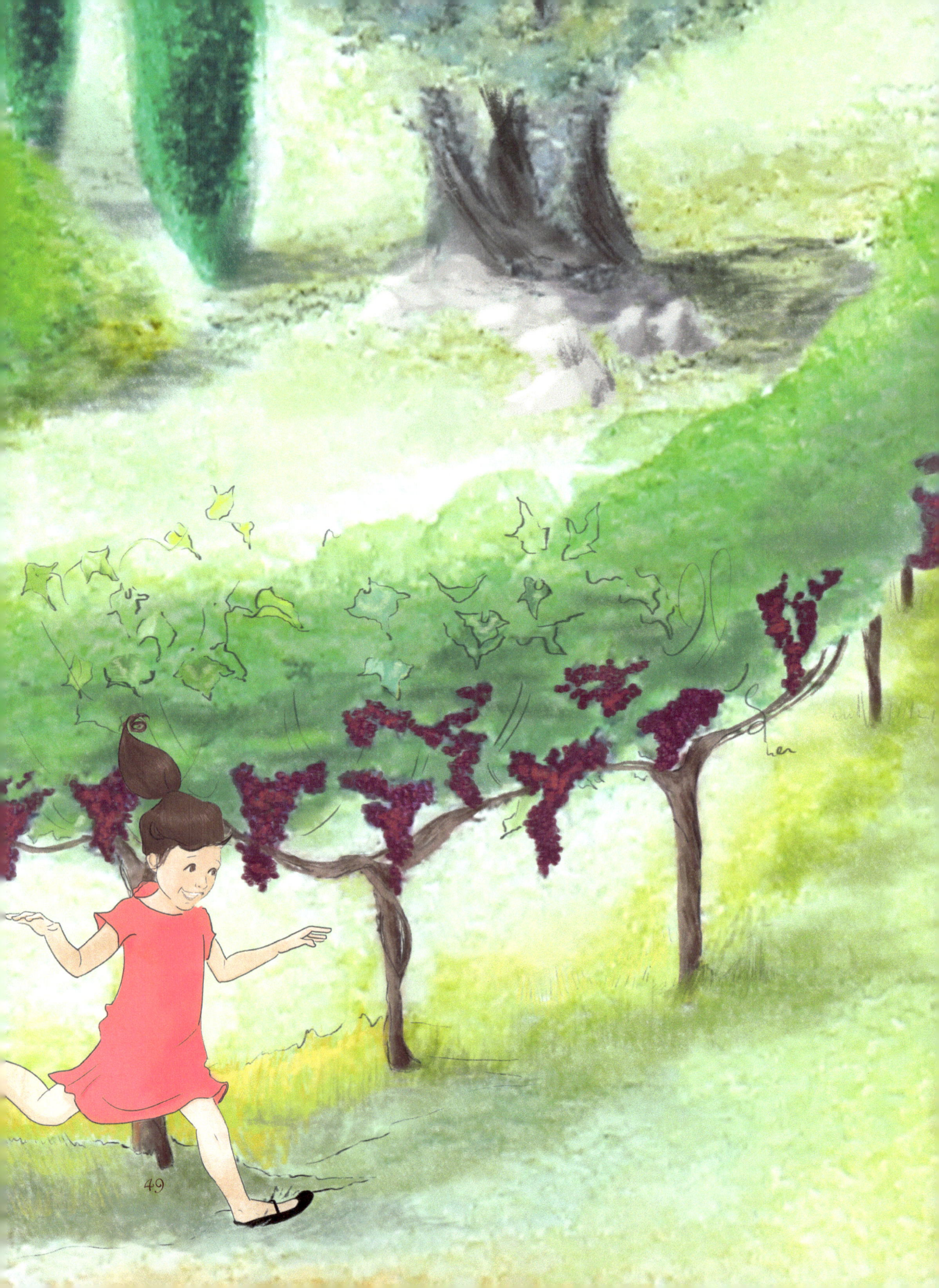

49

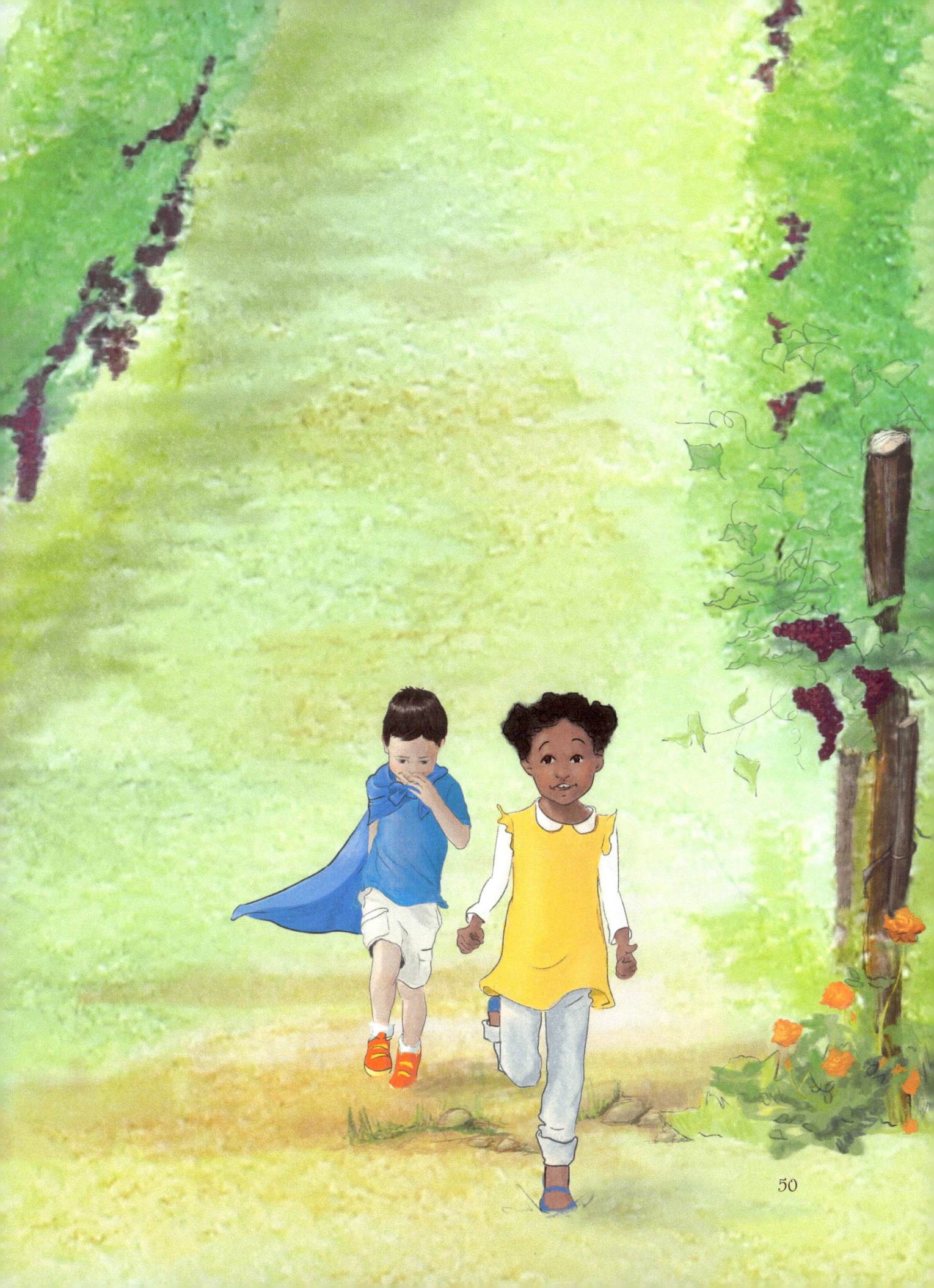

piel de la uva".

"¿Podemos recoger algunas?" preguntó Jackson, ansioso por comer la fruta.

"Por supuesto, pero recuerden que después de comer uvas, o beber su jugo, deben cepillarse los dientes".

"¿Por qué?"

"Porque no quieres tener dientes morados", bromeó el gigante. "También porque a tus dientes les gusta estar limpios y saludables".

"¿Podemos sembrar un viñedo en nuestros jardines?" preguntó Oliver.

"Claro que sí. Esto es lo que haces. Primero encuentras un lugar soleado. Después preparas la tierra y cavas un hoyo lo suficientemente grande y profundo, de manera que las raíces de la planta de uva puedan crecer. Después de eso, siembras o colocas la raíz de la vid en el hoyo. La cubres con buena tierra y la riegas inmediatamente con suficiente agua. Tus papás o un adulto, te pueden ayudar a armar una montura de madera para que las parras puedan hacer enredadera en ella. Luego, con el tiempo iras podando y recortando las ramas secas con cierta frecuencia para que la vid pueda producir más uvas".

"Suena fácil. Gracias, Señor Campos", dijo Oliver.

"¿Después de plantar la vid, cuándo veremos su fruto?" preguntó Alexandra.

"¡Oh! Tres años más tarde al llegar la primavera, primero verán florecitas con la fruta formándose en el centro. Estos son llamados racimos y ¡puede haber de 15 a 300 de ellos! Durante este tiempo, las bayas estarán duras y verdes. También con muy poco azúcar en ellas. Después, vas a ver que las uvas irán creciendo y madurando y se volverán más dulces y cambiarán de color, como las que ven en el jardín. He dibujado todas las partes de la flor para mostrarles cómo se forma la semilla porque en realidad es asombroso".

Todos le agradecieron al Señor Campos mientras estudiaban y admiraban la flor de la uva. Desde ese día, los niños se entusiasmaron en tener una vid en el jardín de sus casas.

"¿Hay más viñedos en el resto del mundo?" preguntó Catherine.

"Excelente pregunta. Busqué países que tienen el clima y la tierra propicios para cosechar uvas. Entonces viajé en mi avión gigante a los países de la China, Argentina, Chile, Turquía, Irán, India y otros y planté algunas semillas en sus

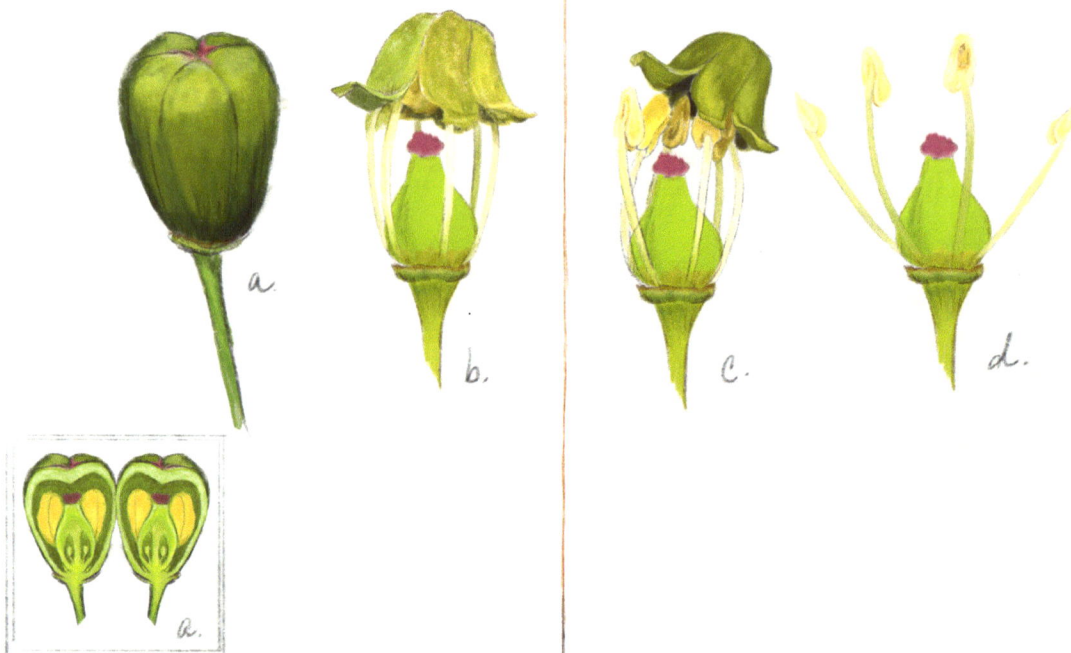

a.

b.

c.

d.

a.

campos. Luego sembré una cuantas más en Francia, España e Italia. Estos son los viñedos que ven en mi jardín. También aprendí a decir 'Mi piacciono le uve' en italiano, que quiere decir: 'Me gustan las uvas'". El gigante sonrió muy orgulloso de sí mismo.

"¿Ha plantado algunas en los Estados Unidos?" preguntaron los niños.

"¡Oh si, si!" algunos de los viñedos que sembré allá los llamé uvas Concord. Son púrpura oscuro, dulces y deliciosas".

"Pero…pero, Señor Campos, ¿son las uvas muy importantes para nosotros?" preguntó Alexandra interesada en saber.

Capítulo 6

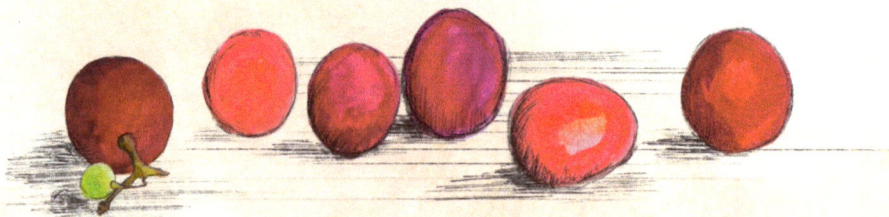

"Bueno Alexandra, ¿quieres saber por qué la uva es llamada la 'Reina de las Frutas?'"

"¿La Reina?"

"Sí, porque tienen una cantidad de…" el Señor Campos miró a las niños esperando la respuesta.

Todos respondieron: "¡Vitaminas y antocianinas como las fresas!"

"¡Bravo! En las uvas por ejemplo vemos diferentes pigmentos o colores naturales en la piel de la fruta, o podemos verlos en algunos vegetales. Algunos de los pigmentos tienen tonalidades como púrpura, rojo, o azul; éstos son llamados antocianinas. ¿Cierto?"

"Cierto", afirmaron los niños.

"¿Son las antocianinas buenas para nosotros?" preguntó Margarita.

"Sí, porque contienen antioxidantes".

"Pero… ¿qué son los antioxidantes?" preguntó Jackson

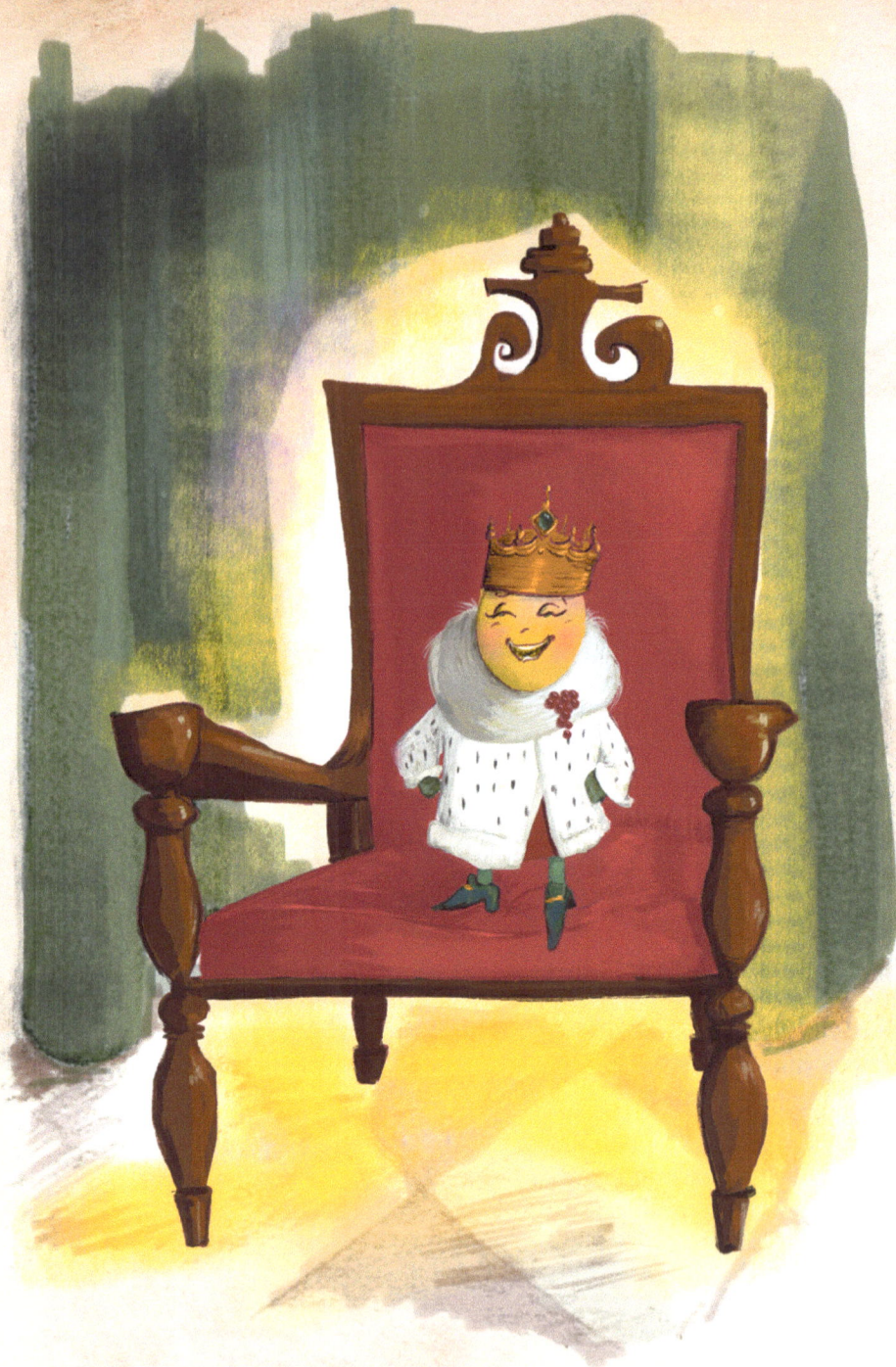

curioso.

"Son sustancias importantes que tienen por ejemplo las frutas del bosque, como las uvas, las fresas, los arándanos.

También los tienen las hortalizas como el brócoli o el repollo rojo. Estas sustancias o antioxidantes actúan como soldaditos diminutos en nuestro cuerpo y pelean con cosas malas que nos pueden enfermar. De manera que cuando vean frutas u hortalizas de color verde fuerte, rojo, morado o azul, saben que éstos tienen antioxidantes. Por ejemplo, cuando no consumo suficientes frutas del bosque, o también, brócoli, espinaca, lechuga o zanahoria no me siento fuerte". El gigante hizo un gesto de tristeza. "Y es porque mi cuerpo no tiene suficientes soldaditos para protegerme".

"Señor Campos, ¿qué vitaminas o antioxidantes hay en las uvas?" preguntó Jackson.

"Tienen vitaminas como la A, C, B, K y E, también minerales como calcio y fósforo".

"Pero", preguntó Peter, "¿en qué parte de la uva están éstas vitaminas y antioxidantes?"

"Me gusta tu pregunta. Se encuentran en la pulpa, piel y semilla de la uva".

"¿Cómo nos pueden ayudar todas éstas vitaminas y minerales?" preguntó Margarita.

"Ellos protegen nuestro cuerpo, corazón, ojos, arterias y huesos de diferentes enfermedades. Nos ayudan a ser más fuertes. También nos dan energía por medio de otros alimentos sanos. Queremos saltar, y correr. Y nos alegra hacer la tarea porque nos sentimos fuertes".

Peter alzó la mano. "¿Pero permítame Señor Campos, cuántas uvas puedo comer en un día?"

Antes que el gigante pudiera contestar, Oliver se adelantó. "Señor Campos usted tiene una taza de medir aquí".

"Gracias Oliver. Siempre la uso para ver cuánta comida me sirvo, porque si como mucho me voy a sentir cansado y mal, además crecerá mucho mi estómago y eso no es bueno para nuestros cuerpos. De manera que las porciones o la cantidad de comida que consumimos son muy importantes para todos, niños y adultos como yo".

"¿Qué es una porción?" preguntó Catherine.

"Bueno...les voy a mostrar con las uvas que tengo aquí".

"Vamos hacer lo siguiente: cada uno de ustedes va a añadir una uva a la vez para ver cuántas uvas caben en una taza de medir".

"Listo Señor Campos".

"¡Una, dos, tres,...veinte uvas!" dijeron los niños al mismo tiempo.

"Muy bien, esa es una porción. Más tarde, durante el día pueden comer otras diez uvas o tomar medio vaso de jugo

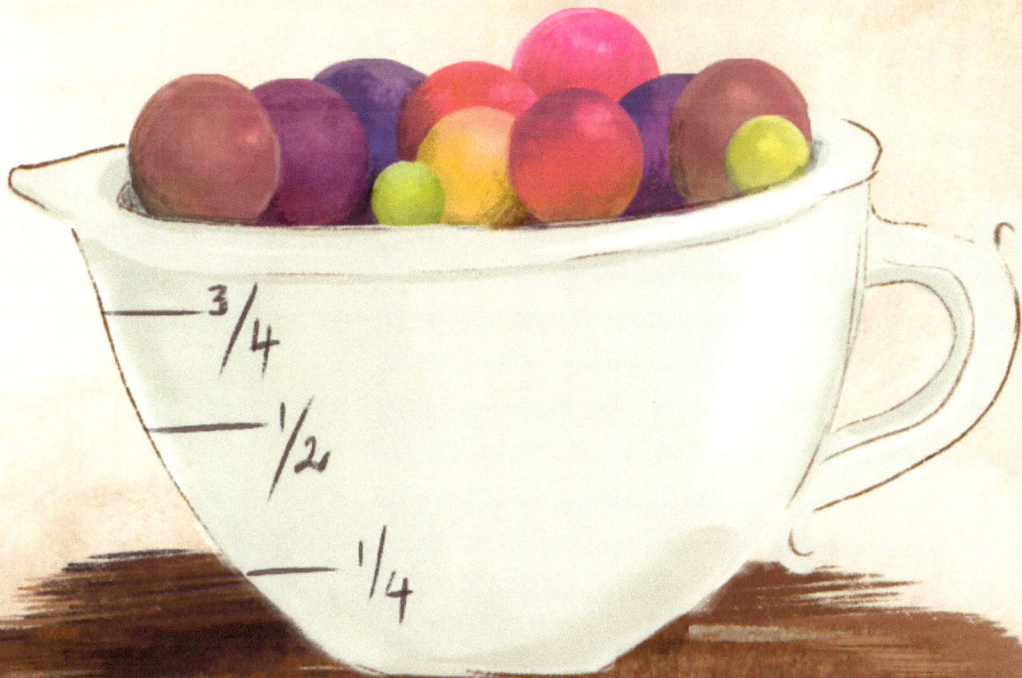

preparado en casa. Esto es la mitad de una porción".

"Pero Señor Campos, ¿pero por qué es que el jugo que mamá compra en el supermercado no sabe como el que usted ha preparado?" preguntó Peter.

"Porque está preparado con las uvas frescas que obtuve del jardín. Vengan conmigo y vamos a preparar todos el jugo". Los niños no dieron espera; todos corrieron a la cocina para aprender y participar en el proceso.

"Primero, nos lavarnos las manos con jabón y agua tibia por 20 segundos. Contando de 1 a 20. Listo! Ahora lavamos dos tazas de uvas muy bien con agua fría y filtrada para remover toda suciedad. Una vez que están limpias vamos a macerarlas suavemente. Ahora pongámoslas dentro de la batidora con media taza de hielo y media taza de agua filtrada. ¡Lo están haciendo muy bien! Voy a oprimir este botón para encender la licuadora usando la velocidad más baja por solo 30 segundos. Utilizamos la velocidad más baja para así proteger los antioxidantes y las vitaminas en las uvas.

De esta manera cuando tomemos el jugo estaremos bebiendo todas las vitaminas, minerales y antioxidantes de la fruta. ¡Y ahora…aquí está listo! ¿Quién quiere probarlo?"

"¡Yo!", dijo el uno.

"¡Yo también!" dijo el otro.

"Mmmm… delicioso", dijeron los niños tomando otro sorbo de jugo que contenía toda la variedad de uvas frescas.

"¡Señor Campos, el jugo sabe muy rico y no le añadimos nada de azúcar!"

"Lo sé. ¿No es esto fabuloso?" contestó el guardián de Fruityland. "Todas las frutas están creadas con la perfecta cantidad de azúcar para mantener nuestros cuerpos saludables y felices".

"¿Pero perdón Señor Campos" interrumpió Alvaro. "Cómo preparan el jugo en las tiendas donde lo venden?"

"Los jugos que se venden en las tiendas son preparados y pasteurizados en enormes fábricas y después son transportados a las tiendas."

"¿Que quiere decir pasteurizado?" preguntó Alvaro.

"Quiere decir calentado a altas temperaturas. La fábrica los prepara así, porque el jugo dura mucho más tiempo en el supermercado y así todos lo pueden comprar en cualquier momento. De tal forma, que cuando el jugo se calienta, las vitaminas como por ejemplo la vitamina C y sus respectivos antioxidantes son cambiados por el calor y pierden sus poderes. Cuando se realiza este proceso, los antioxidantes en las frutas no pueden ayudar a nuestros cuerpos a mantenerlos fuertes y sanos como cuando las consumimos frescas. Los jugos de frutas no fueron creados para mantenerlos embotellados, o en envases enlatados o de cartón por tiempo indefinido, aunque el recipiente diga 100% jugo de uva y en su aspecto se vea apetitoso. Ahora sabemos que los jugos de frutas se deben tomar tan pronto se preparan".

"También es cierto" añadió Oliver "que cuando compramos jugos embotellados o enlatados, así como la soda saborizada, ya sabemos que contienen mucho, mucho azúcar

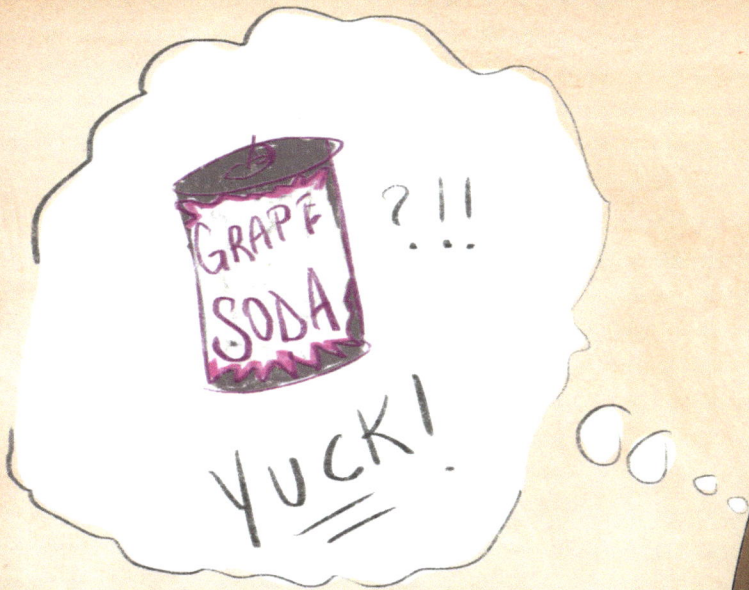

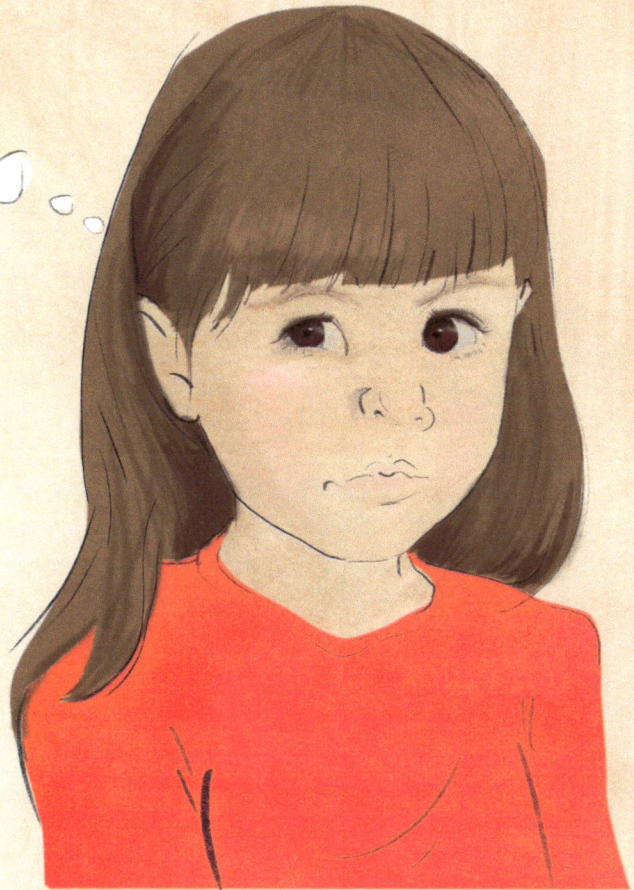

y colores artificiales, como azul, amarillo, rojo, morado y otros".

"¿Que quiere decir artificial?" preguntó Catherine.

"Significa que no viene de la fruta naturalmente. Los colores artificiales son preparados en laboratorios y luego añadidos a las comidas y bebidas para darles color. Todo lo que es artificial es malo para nuestros cuerpos".

"Así es Oliver" afirmó el gigante.

"También" agregó Jackson arreglando su gorra, "todo lo que estamos bebiendo es agua azucarada con color, pero sin vitaminas ni antioxidantes, o sin soldaditos que protegen nuestra salud".

"Señor Campos, ya sé", dijo Catherine alzando la mano. "Si mi mamá no tiene tiempo de preparar el jugo entonces podemos comer la fruta fresca y tomar un vaso de agua. ¡Así es delicioso y nutritivo a la vez!"

El Señor Campos se sintió orgulloso. "¡Todos ustedes son niños muy inteligentes!"

"Tengo una pregunta" ¿cómo podemos comer las uvas?"

"Gracias por recordarme Margarita. Cuando quiero comer una merienda, en lugar de papas fritas, galletas, o chocolatinas, como uvas frescas. También las incluyo en mi ensalada de fruta o en mi ensalada verde. ¡Mmmm… de verdad es delicioso! Y cuando quiero preparar algo muy especial entonces congelo las uvas. Saben a heladito de uva".

"¿Señor Campos puedo darle uvas a Condesa?"

"No Alexandra, las uvas no son buenas para los perros porque se enferman". Condesa estuvo de acuerdo.

"Ahora que aprendimos sobre la reina de las frutas, voy a llevarlos de paseo en una de las barcas que vieron en el lago".

"¡Señor Campos usted es el mejor gigante del mundo!" dijo Alvaro alegremente.

Y diciendo y haciendo, el guardián de Fruityland y sus invitados se fueron de paseo. Visitaron una linda tienda de juguetes y cada uno recibió un regalo como recuerdo de su aventura en Italia. En el camino de regreso, cuando todos se estaban subiendo en la barca, mamá perdió el equilibrio y se cayó al agua.

¡Mamma mía! pensó Condesa. Sin dudar un instante, se lanzo para salvarla pero terminó aterrizando en los hombros de ella. Por supuesto, mamá no esperaba esto y se asustó mucho más, pero al mismo tiempo se sintió feliz al saber que Condesa solo pretendía salvarla.

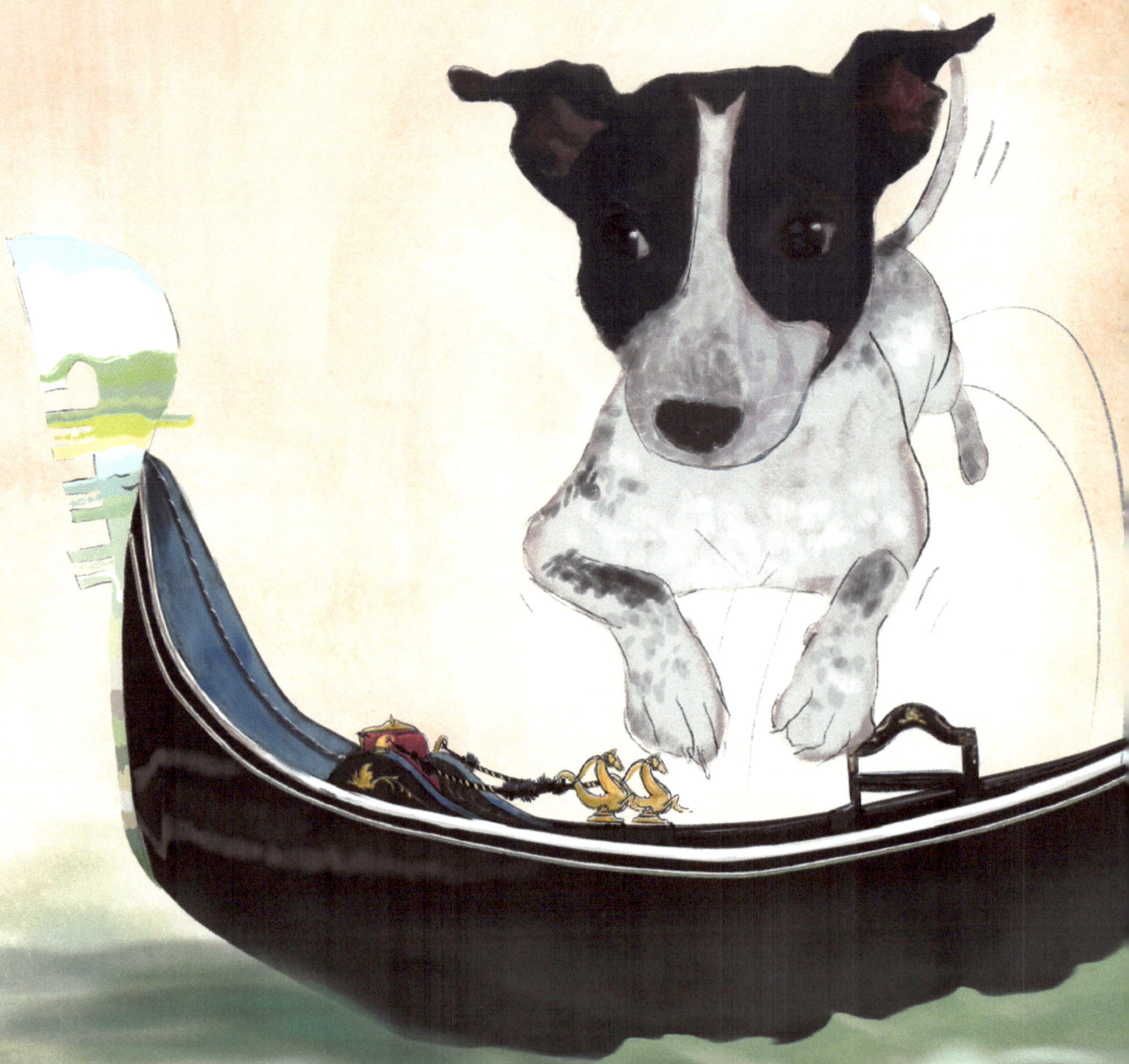

Finalmente, con la ayuda de todos, mamá fue puesta a salvo. El Señor Campos con una mirada cariñosa les dijo: "Creo que nos divertimos mucho hoy y deberíamos volver a los globos antes de que oscurezca".

Oliver y sus amigos se sentían tristes por tener que despedirse del señor Campos y dejar Italia, pero al mismo tiempo felices de volver a volar en los globos. También estaban un poco nerviosos por lo que podrían encontrar en el camino, pero el Señor Campos les recordó lo fuertes y rápidos que eran. También les prometió llevarlos de nuevo a otra aventura.

Todos trataron de adivinar cual seria la próxima. Algunos dijeron que iba a ser la aventura del fríjol. Otros dijeron que sería la aventura de la lechuga. Nadie lo daba por cierto, pero de sólo pensarlo, los llenaba de emoción!

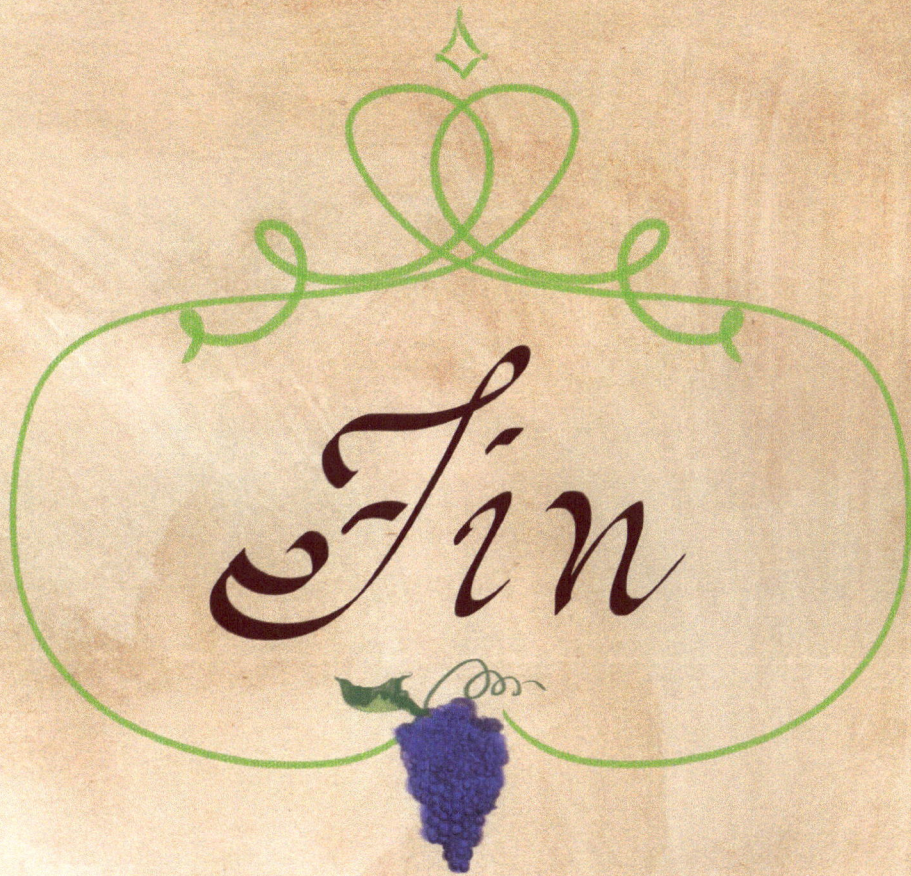

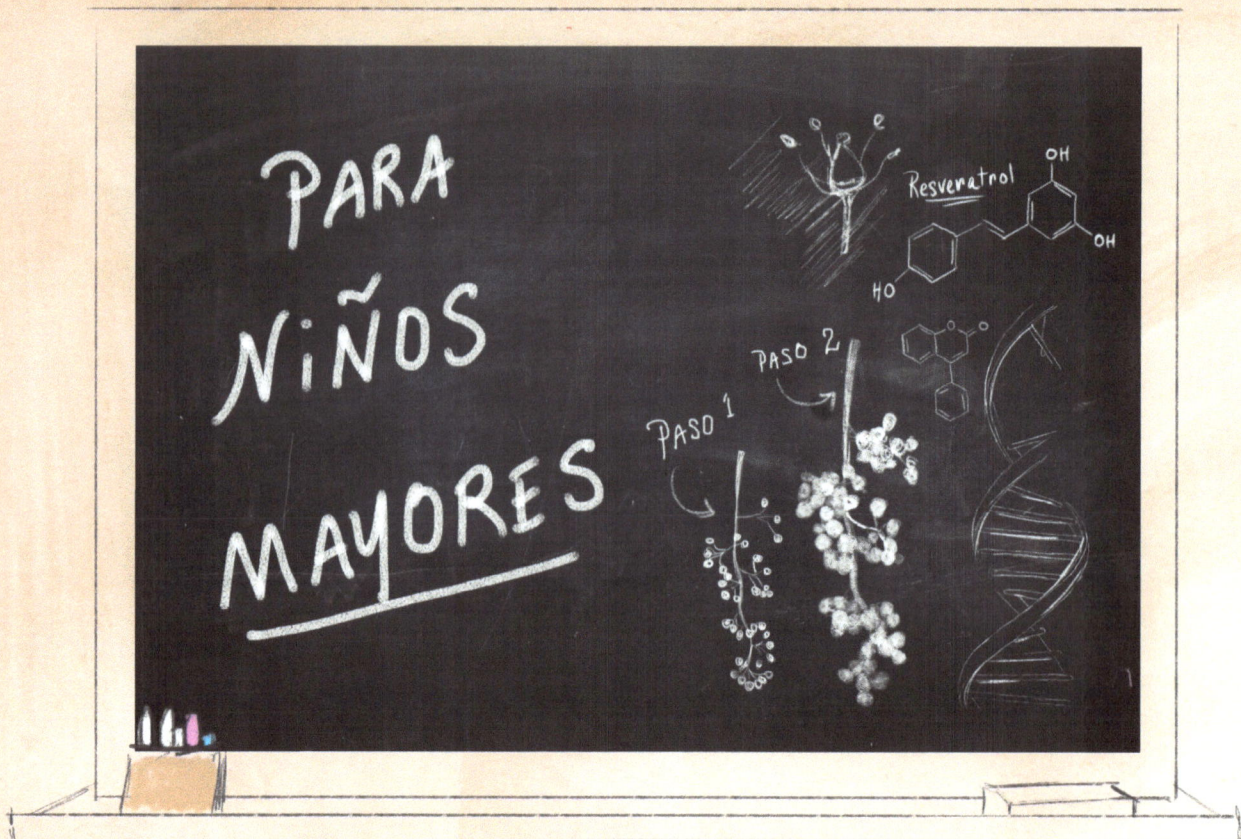

Sabían Ustedes:

- ¿Que debido a la popularidad que tiene la uva en el mundo, ha hecho que los científicos hayan dedicado gran parte de su tiempo a la investigación y estudio minucioso de la misma?

- ¿Que además de contener cantidades significativas de manganeso, vitamina K, y vitamina C, otra de las propiedades de la uva son los fitonutrientes?

- ¿Qué son los fitonutrientes? Son químicos que sólo se encuentran en las plantas que nos pueden proteger de muchas enfermedades.

- Hay miles de ellos y estamos empezando a descubrir algunas de las formas que nos pueden ayudar.

- Los fitonutrientes en las uvas por ejemplo, contribuyen a tener un corazón más saludable, un mejor cerebro y una vida más larga.

- ¿Cómo puede ser esto posible? En nuestro organismo se unen diversas funciones. Además, está todo lo que entra en él. Por ejemplo, el aire que se respira y los alimentos que se consumen. Por lo tanto, hay necesidad de mantenerlo limpio y sano. Los fitonutrientes pueden ayudar al cuerpo a realizar un trabajo mejor. Ellos actúan como armadura alrededor de las células haciéndolas más fuertes y más saludables. ¡¡No es esto fantástico?!

Acerca del Autor

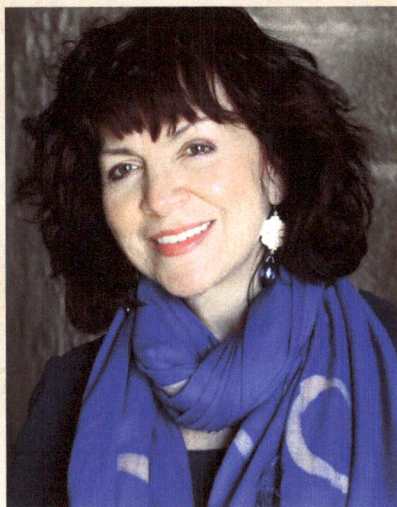

Su pasión por la salud y el bienestar del ser humano, especialmente la de los niños, la han llevado al estudio profundo de la nutrición y dietética así como el estado físico y emocional de la persona. Su amplia experiencia cubre la asesoría y la educación en dietética y nutrición tanto en hospitales como en clínicas entre ellos el Hospital de la Comunidad del Norte de Virginia, Clínica para Mujeres, Infantes y Niños (WIC), en los Estados Unidos (EE.UU.) Ha liderado además programas para el Centro de Investigación de Ejercicio para la Mujer de la Escuela de Medicina y Ciencias de la Salud (WERC's), de la Universidad de George Washington. Obtuvo su título universitario en Salud, Bienestar y Estado Físico de la Universidad de George Mason en Virginia.

Para la autora hay dos factores determinantes en el mundo de la nutrición. El primero, consiste en que los hábitos de alimentación son pasados de generación en generación, por lo tanto, valiéndonos de este principio, podemos fomentar buenos hábitos comenzando desde el periodo del embarazo y enriqueciéndolos a través de la niñez y la adolescencia, tanto en el hogar, como en el colegio. El segundo, consiste en que los niños pueden desarrollar una conexión especial con la comida saludable a través del aprendizaje interactivo y asociativo. Contando con esta facultad, los niños se animan a tomar las decisiones correctas en cuanto a la selección de sus alimentos en la vida diaria. En la actualidad, está escribiendo una serie de libros combinando elementos de fantasía y realismo con el fin de interesar al niño en el aprendizaje del efecto que produce la comida en su organismo. Asimismo, se encuentra desarrollando juguetes y juegos didácticos para estimular este proceso y hacerlo más divertido.

Nydia vive actualmente en el norte de Virginia con su esposo Michael, el cual también es escritor. Le encanta pasar tiempo con su familia y amigos en los Estados Unidos, Italia, Marruecos y Colombia.

www.ingramcontent.com/pod-product-compliance
Lightning Source LLC
Chambersburg PA
CBHW060815270326
41930CB00002B/51